DR. MED. URSULA MANUNZIO

Gesunde und schmerzfreie Füße

Alles, was Sie wissen müssen,
um unbeschwert durchs Leben zu gehen

Die
besten
Übungen
aus der Fuß-
gymnastik

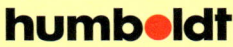

VORWORT

Liebe Leserin, lieber Leser,

unser Fuß ist nicht nur ein architektonisches Meisterwerk, sondern auch ein Meister auf allen Bewegungsebenen. Er besteht aus 26 Knochen, die durch unzählige Muskeln und Sehnen ein kompliziertes Zusammenspiel ermöglichen, das es uns ermöglicht, zu gehen, zu stehen, zu springen und uns zu drehen. Unsere Füße tragen uns ein Leben lang – mitsamt unserem ganzen Gewicht. Und das sogar in den unmöglichsten Positionen, denken wir nur einmal an die Startposition bei einem 50-Meter-Lauf oder einen Tag in High Heels.

Beim Laufen selbst muss unser Fuß nicht nur der Beschleunigung standhalten, es wirken auch Kräfte von bis zu 300 Prozent des Körpergewichts auf ihn ein. Dazu kommen – je nach Jahreszeit – Hitze- oder Kälteeinwirkungen sowie Abrieb und Belastungen durch falsches Schuhwerk. Trotz all dieser Meisterleistungen bekommt der Fuß im Allgemeinen wenig Beachtung. Dabei ist er doch der Grundpfeiler unseres Körpers! Nach den Lehren der Fußreflexzonen spiegelt sich sogar das Wohlbefinden des gesamten Körpers in den Füßen wider.

Ich möchte Ihnen mit diesem Ratgeber ein umfassendes Werk zu Ihrer Fußgesundheit an die Hand geben. Mit ein wenig Basiswissen über Anatomie zum besseren Verständnis, mit Ideen für einen fußgesunden Lebensstil und vielen praktischen Tipps und Übungen zum Thema Fußgesundheit. Sodass Sie bald wieder unbeschwert und schmerzfrei durch das Leben tanzen können. Und dabei gilt unbedingt: Prävention ist in allen Fällen besser als die Behandlung bereits bestehender Beschwerden!

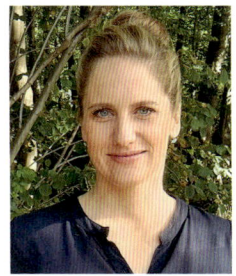

Viel Spaß beim Lesen wünscht Ihnen

Ihre

Dr. Ursula Marcinzio

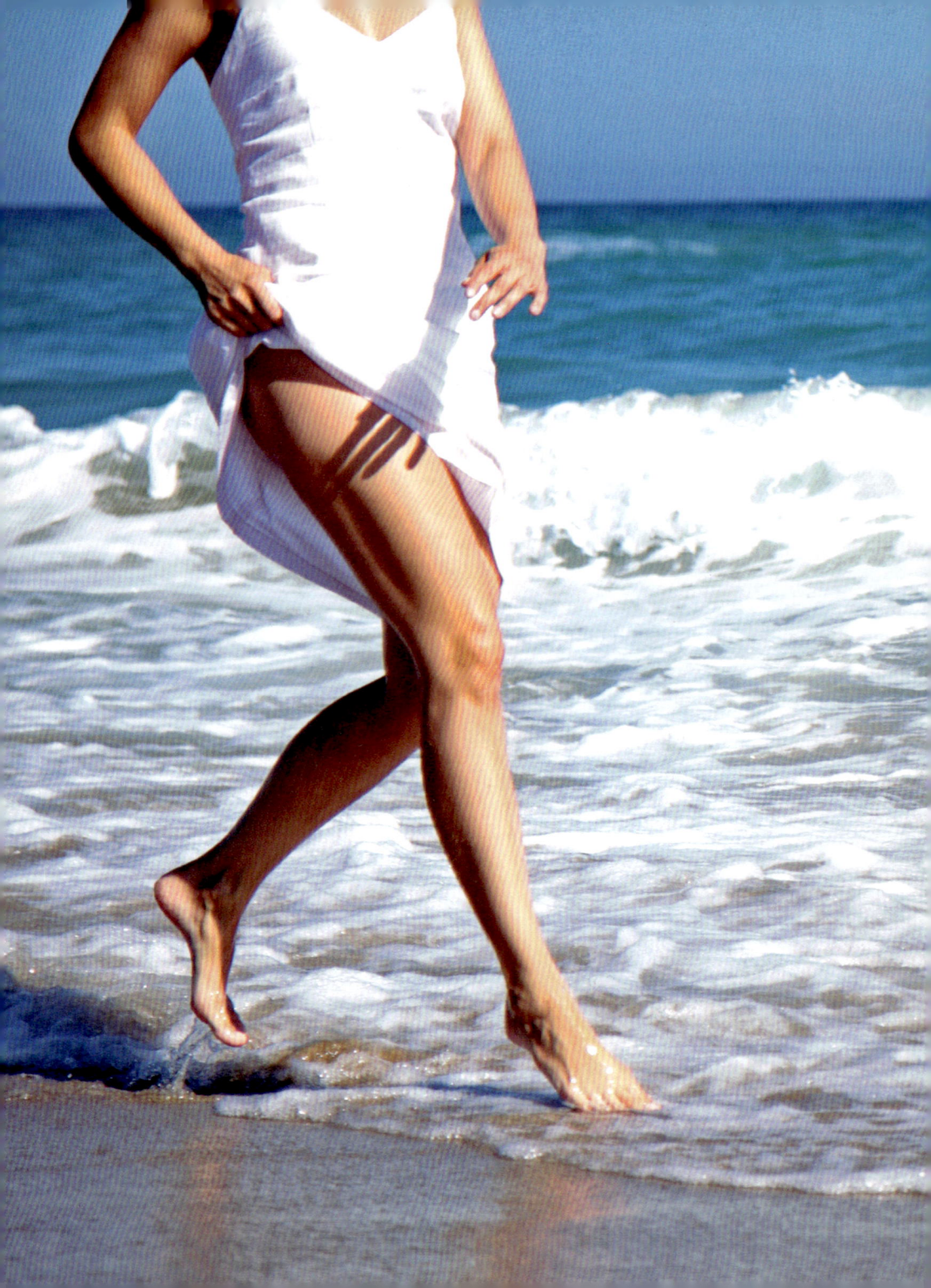

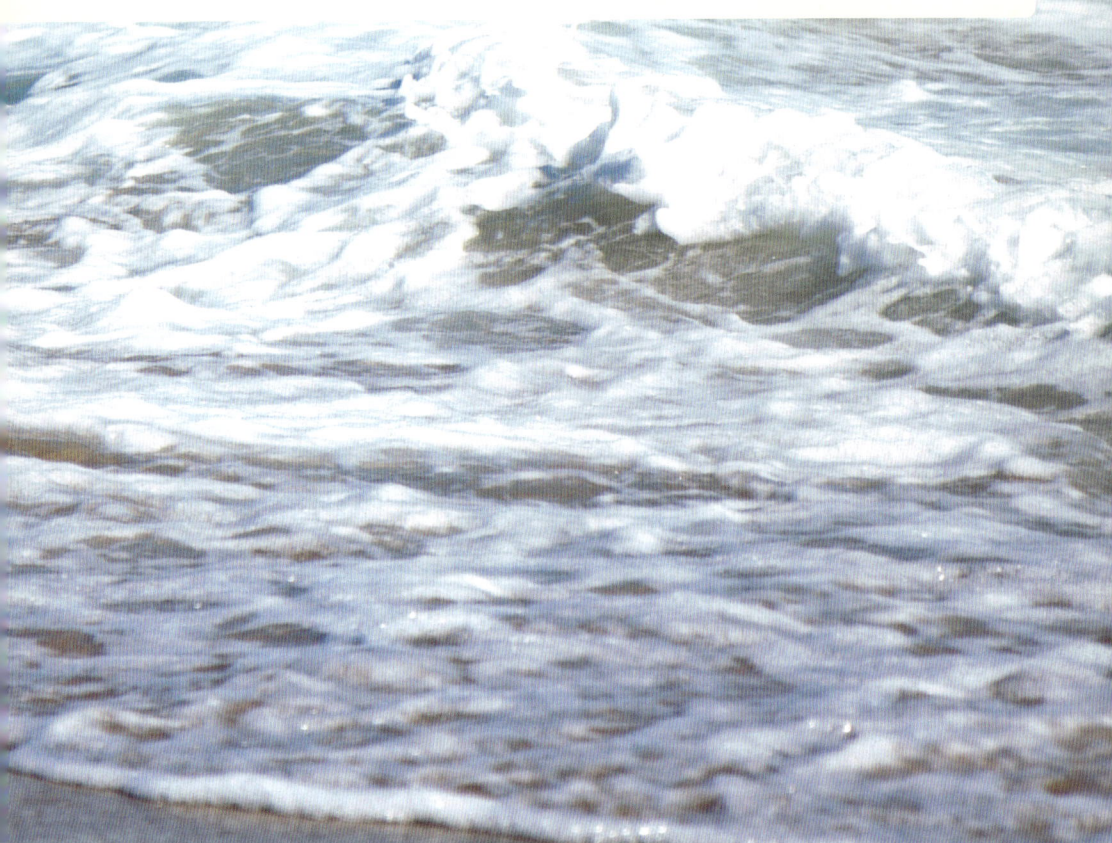

UNSER FUSS – EIN MULTITALENT

Sie tragen uns durch unser ganzes Leben, etwa zwei Millionen Schritte im Jahr. Kein Wunder, dass uns die Füße manchmal wehtun! Um den Fuß in seiner ganzen Komplexität zu verstehen und die verschiedenen Erkrankungen und Beschwerden wirkungsvoll zu behandeln, ist es sinnvoll, sich ein wenig mit dem Aufbau des Fußes zu befassen.

Die Anatomie unseres Fußes

Unsere Füße bieten uns nicht nur unzählige Bewegungsmöglichkeiten. Sie ermöglichen auch einen sicheren Stand auf wackeligem oder unebenem Gelände. Sie tragen unser gesamtes Körpergewicht – über Tausende von Kilometern, ein Leben lang.

Detailarbeit aus 26 Knochen

Das menschliche Skelettsystem besteht aus insgesamt 206 Knochen. 52 (zweimal 26) davon befinden sich in den Füßen. Das alleine lässt bereits darauf schließen, um was für ein Meisterbauwerk es sich hier handeln muss. Um die Stabilität des Fußes zu gewährleisten, gibt es vom Großzehengrundgelenk bis zum Fersenbein jeweils ein Längsgewölbe sowie ein Quergewölbe auf

In unserem Fuß befinden sich 26 Knochen.

Die Anatomie der Fußknochen

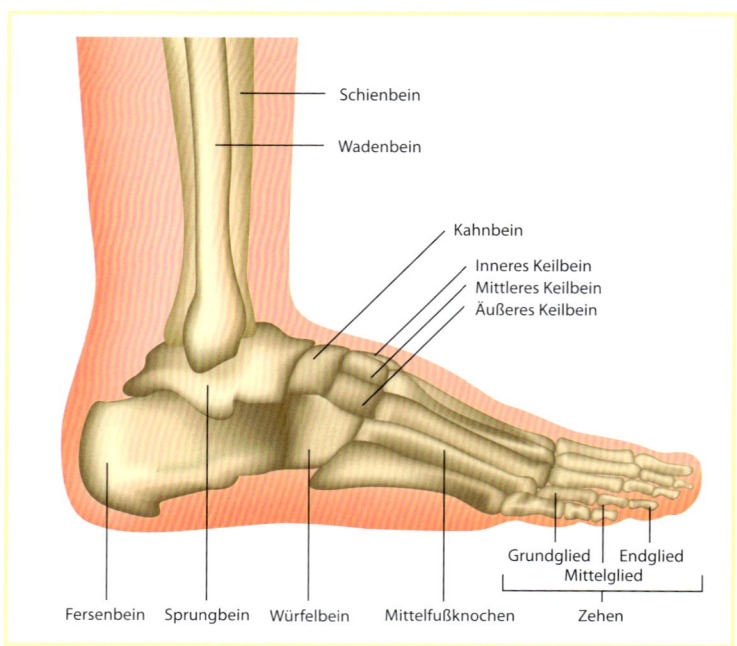

Schienbein
Wadenbein
Kahnbein
Inneres Keilbein
Mittleres Keilbein
Äußeres Keilbein
Grundglied   Endglied
Mittelglied
Fersenbein   Sprungbein   Würfelbein   Mittelfußknochen   Zehen

Höhe der Mittelfußknochen. Das Fußgewölbe können Sie sich also wie eine Brücke vorstellen, denn in diesem Bereich berühren die Knochen nicht den Boden. Gehalten wird diese wichtige Konstruktion durch diverse Muskeln und Bänder, sowohl aus dem Unterschenkelbereich als auch aus dem Fußbereich. Durch Fehlbelastungen oder Schwächen in diesem Bereich kann es zu teils sehr schmerzhaften Fußdeformitäten (Seite 52) kommen.

Die drei Bereiche des Fußskeletts

5 Zehenknochen (*Ossa digitorum pedis*)
5 Mittelfußknochen (*Ossa metatarsi*)
7 Fußwurzelknochen (*Ossa tarsi*)

Flexibel mit 33 Gelenken

Mit seinen insgesamt 33 Gelenken ermöglicht uns der Fuß eine Vielzahl von Bewegungen. Im Ganzen gesehen kann man im Bereich der Sprunggelenke von einem funktionellen Kugelgelenk mit drei Bewegungsachsen sprechen:

- Beugen/Strecken (*Flexion/Extension*),
- Auswärtsdrehen/Einwärtsdrehen (*Supination/Pronation*) und
- Wegklappen/Anklappen (*Abduktion/Adduktion*).

Die Fußgelenke

- oberes und unteres Sprunggelenk
- wenig bewegliche Gelenke im Fuß- und Mittelfußbereich
- Zehengelenke, bestehend aus Grund-, Mittel- und Endgelenk

Schauen wir uns die einzelnen Gelenke ein wenig genauer an.

Das Sprunggelenk besteht aus den Fußwurzelknochen und bildet gleichzeitig den Übergang zu den Knochen am Unterschenkel. Das obere Sprunggelenk (*Articulatio talocruralis*) wird aus folgenden Knochen gebildet: Wadenbein, Schienbein und Sprungbein. Es hat nur eine Hauptachse und ist ein Scharniergelenk. Damit ermöglicht das obere Sprunggelenk ein Heben (Dorsalflexion bis maximal 30 Grad) und Senken (Plantarflexion bis maximal 50 Grad) des Fußes. In diesem Bereich liegen aber auch viele Bänder, die bei Sportverletzungen oder unachtsamen Bewegungen häufig Schaden nehmen.

Das untere Sprunggelenk wird noch einmal unterteilt in ein hinteres unteres *(Articulatio subtalaris)* und ein vorderes unteres Sprunggelenk *(Articulatio talocalcaneonavicularis)*. Die etwas sperrigen Fachbegriffe lassen einen Rückschluss auf die involvierten Fußknochen zu. Und auch wenn diese zwei „Untergelenke" anatomisch gesehen getrennte Gelenkhöhlen aufweisen, bilden sie doch funktionell eine Einheit. Es handelt sich wiederum um Scharniergelenke, diesmal zum Zwecke des Einwärtskanten (Supination bis 50 Grad), des Auswärtskanten (Pronation bis 30 Grad),

Das Sprunggelenk

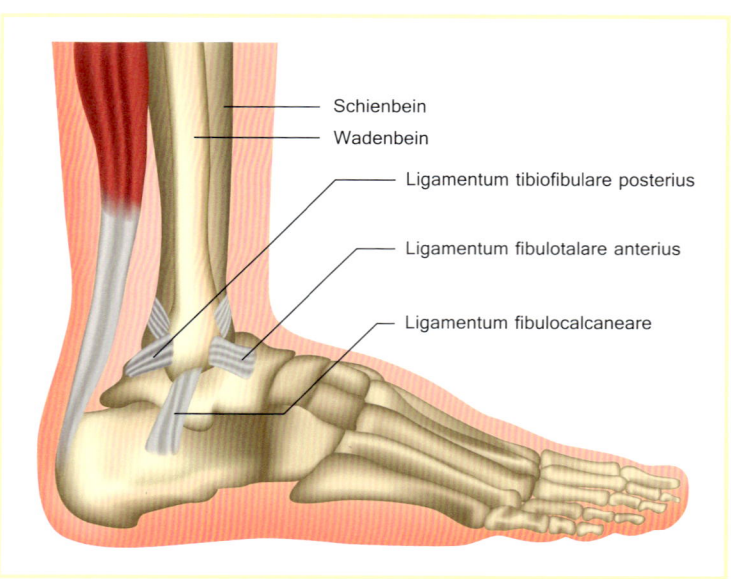

- Schienbein
- Wadenbein
- Ligamentum tibiofibulare posterius
- Ligamentum fibulotalare anterius
- Ligamentum fibulocalcaneare

der Ab- und Adduktion. Im weiteren Fuß- beziehungsweise Mittelfußbereich finden sich dann Gelenke mit nur minimalem Bewegungsumfang, man spricht hier auch von Amphiarthrosen.

Die Zehen unterteilen sich in die Zehengrundgelenke sowie
die Mittel- und Endgelenke. Die Zehengrundgelenke liegen als
Kugelgelenke mit nicht ganz vollem Bewegungsumfang zwischen
dem Zehengrundglied und den Mittelfußknochen. Zur Verstärkung benötigen auch diese Gelenke Bänder, die gleichzeitig jedoch die Bewegung einschränken. Möglich sind hier eine Streckung (Dorsalflexion) bis maximal 50 Grad und eine Beugung
(Plantarflexion) bis 40 Grad. Darüber hinaus ist ein Abspreizen
der Zehen ein wenig möglich. Bei den Mittel- und Endgelenken
der Zehen handelt es sich um Scharniergelenke, die ein Beugen
und Strecken zwischen den Grund- und Mittelgliedern und den
Mittel- und Endgliedern der Zehen ermöglichen.

> **!**
>
> Ein durch Bänder
> straff gehaltenes
> Gelenk wird als
> **Amphiarthrose**
> bezeichnet.

Die Bewegungsebenen des Fußes

Pronation und **Supination:** Einwärts- und Auswärtsdrehung im Fuß
Abduktion und Adduktion: Abspreizen und Heranführen der Zehen
Inversion und Eversion: Heben der Innen- und Außenseite des Fußes
(im unteren Sprunggelenk)
Zirkumduktion: Kreisen der Gliedmaßen in Fuß- und Zehengelenk
Plantarflexion und **Dorsalextension:** Beugung und Streckung der
Zehen in Richtung Fußsohle oder Fußrücken
Plantarextension und **Dorsalflexion:** Streckung und Beugung des
Fußes in Richtung Fußsohle oder Fußrücken

20 Muskeln und noch mehr

Denn die meisten Bewegungen, die der Fuß ausführen kann, werden über Unterschenkelmuskeln eingeleitet. Um den Fuß beugen, ein- und auswärtskanten oder abspreizen zu können, braucht
man beispielsweise Muskeln aus der Peroneusgruppe und der

oberflächlichen Flexorenschicht, also den Beugemuskeln: Muskeln der Peroneusgruppe haben ihren Ursprung im oberen und unteren äußeren Bereich des Unterschenkels, also am Wadenbein. Ihre Sehnen setzen unter dem Fuß an, der lange Wadenmuskel ist zudem an der Querwölbung des Fußes beteiligt. Die Muskeln der oberflächlichen Flexorenschicht haben ihren Ursprung zum Teil sogar am unteren Oberschenkelknochen. Sie übernehmen neben der Beugung im Sprunggelenk auch das Einwärtskanten des Fußes.

Um den Fuß und die Zehen strecken zu können, brauchen wir auch die Muskeln aus der Extensorengruppe. Diese Muskeln haben ihren Ursprung vorne zwischen den zwei Unterschenkelknochen: dem Waden- und dem Schienbein. Gleichzeitig helfen uns diese Muskeln beim Gehen, indem sie am Standbein den Körper nach vorne ziehen und es uns ermöglichen, auf einem Bein zu stehen. Dabei verhindern sie das Umkippen nach hinten.

Unsere Sehnen sind ein bindegewebiger Teil des Muskels und stellen schließlich die Verbindung der Muskeln zu den Knochen her. Die Achillessehne besteht aus den Endsehnen des großen Wadenmuskels. Reißt sie, ist es nicht mehr möglich, sich auf die Zehenspitzen zu stellen. Darüber hinaus hat jeder einzelne Muskel aber natürlich auch Sehnen zur Verankerung am Knochen.

!

Viele **Muskeln**, die den Fuß anziehen oder strecken, befinden sich am Unterschenkel.

Von links nach rechts: Der Fuß umgeben von der schützenden Haut, die Gefäße, die Bänder sowie die Knochen unseres Fußes.

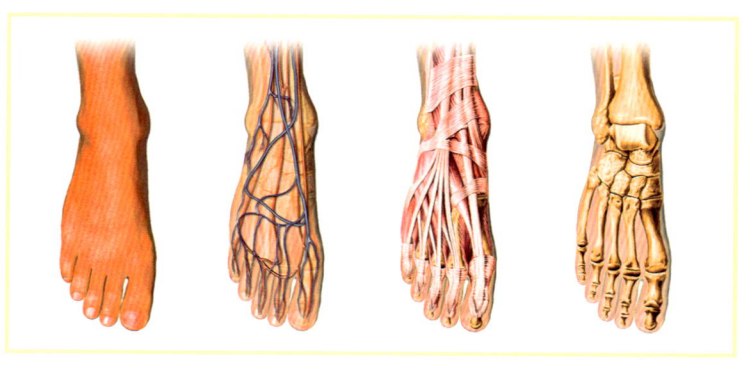

Im Fuß selbst unterscheidet man die Muskeln des Fußrückens, der Fußsohle und des Kleinzehenballens. Sie alle haben vielfältige Aufgaben: Die Muskeln des Fußrückens strecken etwa den ersten bis vierten Zeh im Grundgelenk. Abspreizen, Heranführen und die Beugung des großen Zehs sowie die Verspannung des Längs- und Quergewölbes der Füße übernehmen die Muskeln des Großzehenballens. Die Funktion der mittleren Gruppe der Fußsohlenmuskeln ist sehr komplex: Sie beugen die zweite bis fünfte Zehe im Grundgelenk, strecken im Mittel- und Endgelenk. Darüber hinaus sind sie ebenfalls an der Verspannung des Längsgewölbes beteiligt. Die Muskeln des Kleinzehenballens kümmern sich um Beugung und Abspreizen des kleinen Zehs und helfen ihrerseits, das Fußgewölbe zu verspannen.

Gelenkkapseln und Bänder

Die Gelenkkapsel *(Capsula articularis)* umgibt alle echten Gelenke. Sie besteht aus Bindegewebe und kann als Fortsetzung der Knochenhaut betrachtet werden. Unter ihr befindet sich die Gelenkhöhle mit der Gelenksflüssigkeit *(Synovia)*. Die Kapsel selber besteht aus zwei Schichten, der *Membrana fibrosa* und der *Membrana synovialis*. Erstere liegt außen und besteht aus einem derben Bindegewebe, in das die Gelenkbänder einstrahlen können. Sie dient einerseits der Gelenkstabilität, in ihr liegen aber auch Rezeptoren, die die Gelenkstellung registrieren können.

Die Membrana synovialis kleidet die Gelenkhöhle von innen aus. Sie besteht aus einem lockeren Bindegewebe, und ihre Zellen sorgen für die Produktion und Resorption der Gelenkflüssigkeit. Das Gelenk wird durch sie auch von Abriebprodukten gereinigt. Im Bereich des Sprunggelenkes teilen sich das obere und die unteren Sprunggelenke eine Membrana fibrosa. Die Unterteilung in die einzelnen Teilbereiche wird dann durch die Membrana synovialis gewährleistet. Am oberen Sprunggelenk ist die Gelenkkapsel an den beiden Unterschenkelknochen sowie am Talus befestigt. Da sich das untere Sprunggelenk trotz der funktionellen Einheit unterteilen lässt, besteht es auch aus zwei in sich abgeschlossenen Kammern. Die Membran ist an den Knorpelknochengrenzen der beteiligten Strukturen befestigt.

Fehlt noch eine Vorstellung über den Bandapparat im Fuß, der uns dabei hilft, Verletzungen zu verstehen und zu vermeiden. Im Gegensatz zu den Sehnen, die unsere Muskeln mit den Knochen verbinden, verbinden Bänder *(Ligamente)* die Knochen untereinander und sorgen so für Stabilität und eine gewollte Bewegungseinschränkung, die man im Fachjargon auch als Bandführung bezeichnet. Beispiel: Im Bereich des oberen Sprunggelenkes wird diese Stabilität sogar durch drei Bändergruppen verstärkt. Wir unterscheiden hier den Außenbandapparat, den Innenbandapparat und den Syndesmosenkomplex – eine wichtige Verbindung zwischen Schien- und Wadenbein, die ihrerseits aus drei verschiedenen Anteilen besteht. Und genau in diesem Bereich ereignen sich die meisten Verletzungen. Knicken Sie zum Beispiel mit dem Fuß um, können diese Bänder beschädigt sein oder sogar reißen. Anzeichen hierfür sind unter anderem starke Schmerzen beim Auftreten und Schwellung des betroffenen Gelenks.

Signalgeber Nerven

Damit die Muskeln wissen, was sie zu tun haben, brauchen sie die Impulse unserer Nerven. Der gesamte Körper – und so auch der Fuß – ist von ihnen durchzogen. Neben der motorischen Steuerung übernehmen die Nerven auch die Innervation der Haut. Das bedeutet: Nur mit ihrer Hilfe sind sensible Empfindungen wie Berührung, Temperatur, Druck oder eben auch Schmerz überhaupt möglich. Den Fuß erreichen jeweils zwei große Nerven (*Nervus tibialis* und *Nervus fibularis communis*), die sich dann weiter verzweigen. Der Nervus tibialis zieht durch die Kniekehle in Richtung des mittleren Fußrandes, wo er sich erneut aufteilt. Er versorgt am Unterschenkel alle Beugemuskeln und die Mus-

!

Nur mithilfe zahlreicher Nerven sind sensible Empfindungen möglich.

keln der Fußsohle. Wird er geschädigt, kommt es zum sogenannten Krallen- oder Hackenfuß (Seite 59). Ein Zehenstand ist dann zum Beispiel nicht mehr möglich.

Der Nervus fibularis communis kommt vom seitlichen Rand des Oberschenkels über die Kniekehle an die Vorderseite des Unterschenkels, wo er sich in seine zwei Endäste, den *Nervus fibularis superficialis* und den *Nervus fibularis profundus,* aufteilt. Er verläuft im Bereich des Wadenbeinköpfchens nah unter der Haut, weshalb er leicht durch äußeren Druck, wie beispielsweise durch einen schlecht sitzenden Gips oder durch einen Bruch des Wadenbeinköpfchens, geschädigt werden kann. In diesem Fall sind ein Heben und Einwärtsdrehen des Fußes nicht mehr möglich. Die Zehen schleifen beim Gehen über den Boden, es entwickelt sich ein Spitzfuß. Auch ein Hackengang ist nicht mehr möglich. Um das Schleifen des Fußes über den Boden zu vermeiden, muss der Patient den Fuß besonders hochheben, es entwickelt sich ein Stepper- oder Hahnentrittgang. Sie können sich auch einfach einen Storch vorstellen, um ein Bild von diesem Gang zu haben.

Der erwähnte Ast Nervus fibularis profundus versorgt am Unterschenkel übrigens alle Streckmuskeln und die Fußrückenmuskeln. Bei einem Ausfall kann der Fuß im Sprunggelenk nicht mehr gebeugt werden. Es ist also nicht mehr möglich, im Fersengang zu laufen, die Zehen sind stark gebeugt. Der Vollständigkeit halber: Bei einer Schädigung des Nervus fibularis superficialis ist ein Hochheben des seitlichen Fußrandes nicht mehr möglich, und es kommt zu sensiblen Ausfällen am Fußrücken, an den Streckseiten der Zehen eins bis vier sowie an der Unterschenkelvorderseite.

Wichtige Gefäße

Die relevanten Gefäße im Bereich des Unterschenkels und Fußes sind die vordere und hintere Schienbeinarterie, genannt *Arteria tibialis anterior* und *Arteria tibialis posterior*. Aus ihnen gehen dann viele kleinere Äste ab. Alles in allem finden wir im Fußbereich ein sehr gut verzweigtes Netz aus zahlreichen kleinen Gefäßen. Begleitet wird jede Arterie von der entsprechenden Vene, die das verbrauchte Blut wieder zurück zum Herzen beziehungsweise zur Lunge bringt, wo es mit frischem Sauerstoff versorgt wird. Liegt eine Schwäche der Venenklappen vor, können sich Krampfadern (Varizen) bilden, die wiederum zu einer Gewebsschwellung, dem bekannten Ödem, oder zu einer Geschwürbildung führen können. Ebenfalls in den Gefäßstraßen liegen auch die Lymphgefäße. In ihnen wird die Gewebsflüssigkeit (Lymphe) transportiert, die sich im Bindegewebsraum zwischen den Zellen bildet.

!

Über die Lymphe werden neben Fetten und Eiweißen auch Krankheitserreger und Fremdkörper abtransportiert.

Gehen, Laufen, Springen

Der Mensch umwandert im Laufe seines Lebens durchschnittlich etwa dreimal die ganze Welt. Das entspricht etwa 120.000 Kilometern. Eine enorme Leistung! Unsere Füße ermöglichen uns dabei die verschiedensten Bewegungsformen: vom Krabbeln über das Stehen, Gehen, Rennen bis hin zum Tanzen. Wir können hüpfen, springen, auf einem Bein stehen und uns dabei auch noch drehen, wenn wir wollen. Auch dabei muss ein gut aufeinander abgestimmtes System aus Nervenreiz, Bewegungsausführung und Statik ineinandergreifen, damit wir nicht umfallen oder auf der Stelle bleiben.

Nehmen wir einmal das Beispiel Weitsprung: Hier müssen vier völlig unterschiedliche Phasen gemeistert werden. Zunächst erfolgt der Anlauf. Der Fuß muss dabei die Beschleunigung einleiten und aushalten, aber auch für das nötige Gleichgewicht sorgen. Während der Absprungphase muss der Fuß zudem den ansteigenden Drücken standhalten und ein explosionsartiges Abdrücken ermöglichen. Selbst in der Flugphase ist der Fuß nicht unbeteiligt. Er muss schnell zurück in die Position für die Landung gebracht werden und dient weiterhin dem Gleichgewicht. Richtig hart für den Fuß wird es dann noch einmal bei der Landung – jetzt gilt es, das gesamte Gewicht, das auf ihn einwirkt, abzufedern, aufzunehmen und zu verteilen.

Bei solchen oder ähnlichen Belastungen wirken häufig Kräfte auf unsere Füße ein, die unser bloßes Körpergewicht bei Weitem überschreiten. Damit das überhaupt funktionieren kann, befindet sich in der Fußsohle ein mit Baufett gefülltes Kammersystem. Dieses dient als Druckpolster beim Gehen und Stehen, indem es die entstehenden Drücke aufnimmt und verteilt. Unter dem Fett liegt eine sehr feste Bindegewebsplatte *(Plantaraponeurose)*, die an der Längswölbung des Fußes beteiligt ist und darüber hinaus die Muskeln und Nerven, die unter ihr verlaufen, schützt. Kurz: Der komplizierte knöcherne Aufbau mitsamt der Verstärkung durch Muskeln, Sehnen und Bänder ermöglicht dem Fuß das schier Undenkbare:

- 2.520 Tonnen Gewicht tragen die Füße einer 70 Kilogramm schweren Person jeden Tag bei normaler Aktivität.
- Allein beim Gehen wirken auf den Hinterfuß dabei etwa 315 Kilogramm ein.
- Beim Joggen erhöht sich die Krafteinwirkung auf bis zu 630 Kilogramm.

!

Auf unsere Füße wirken häufig Kräfte, die unser bloßes Körpergewicht bei Weitem überschreiten.

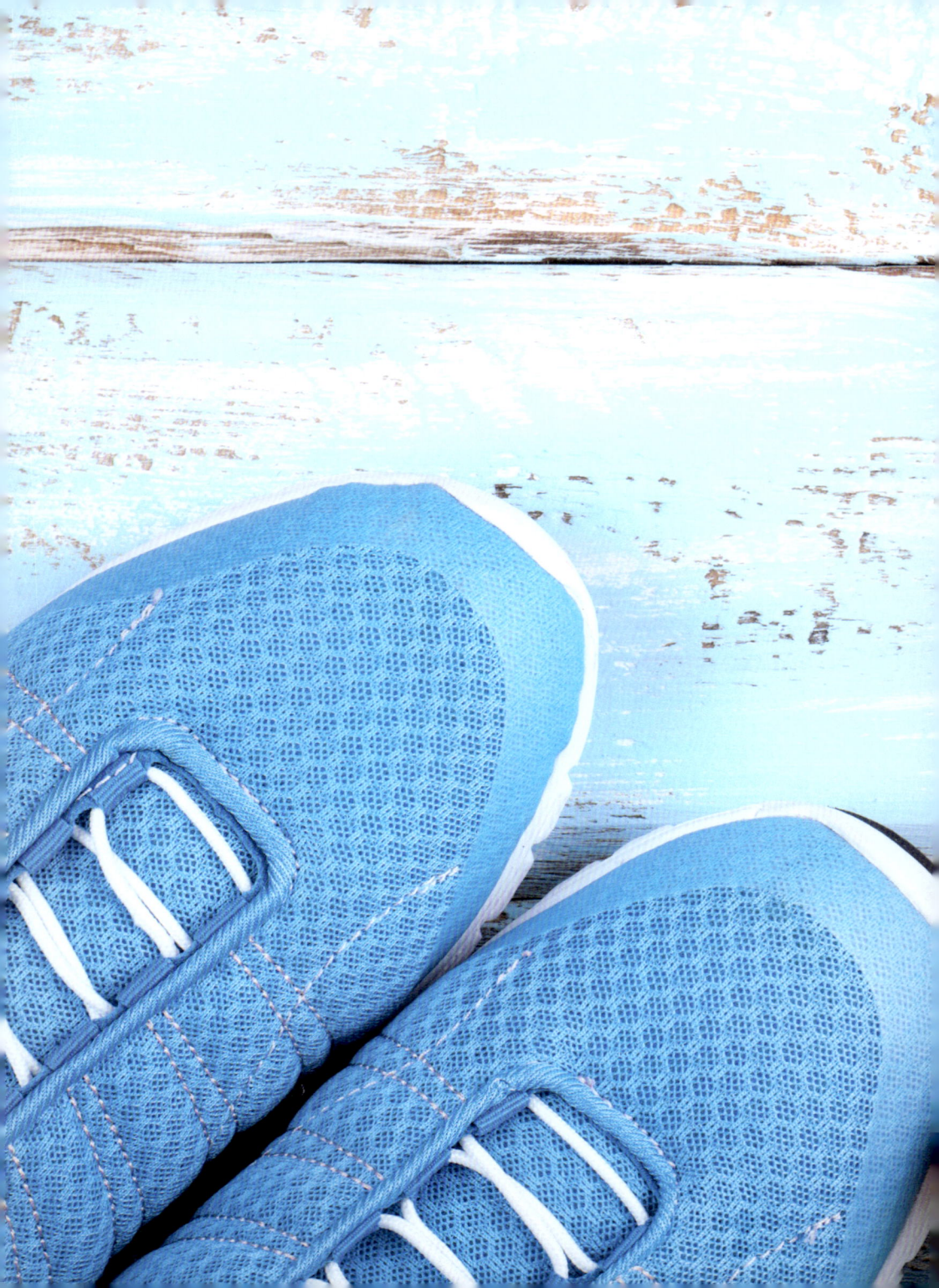

DER FUSSGESUNDE LEBENSSTIL

Falsches Schuhwerk, Übergewicht, zu viel oder zu wenig Bewegung und Fehlbelastungen und falsche Pflege – alles Dinge, die unserer Fußgesundheit schaden und zu teilweise schwerwiegenden Problemen führen können. In diesem Kapitel gebe ich Ihnen einen Überblick darüber, wie ein Lebensstil aussieht, der Sie schmerzfrei durchs Leben gehen lässt.

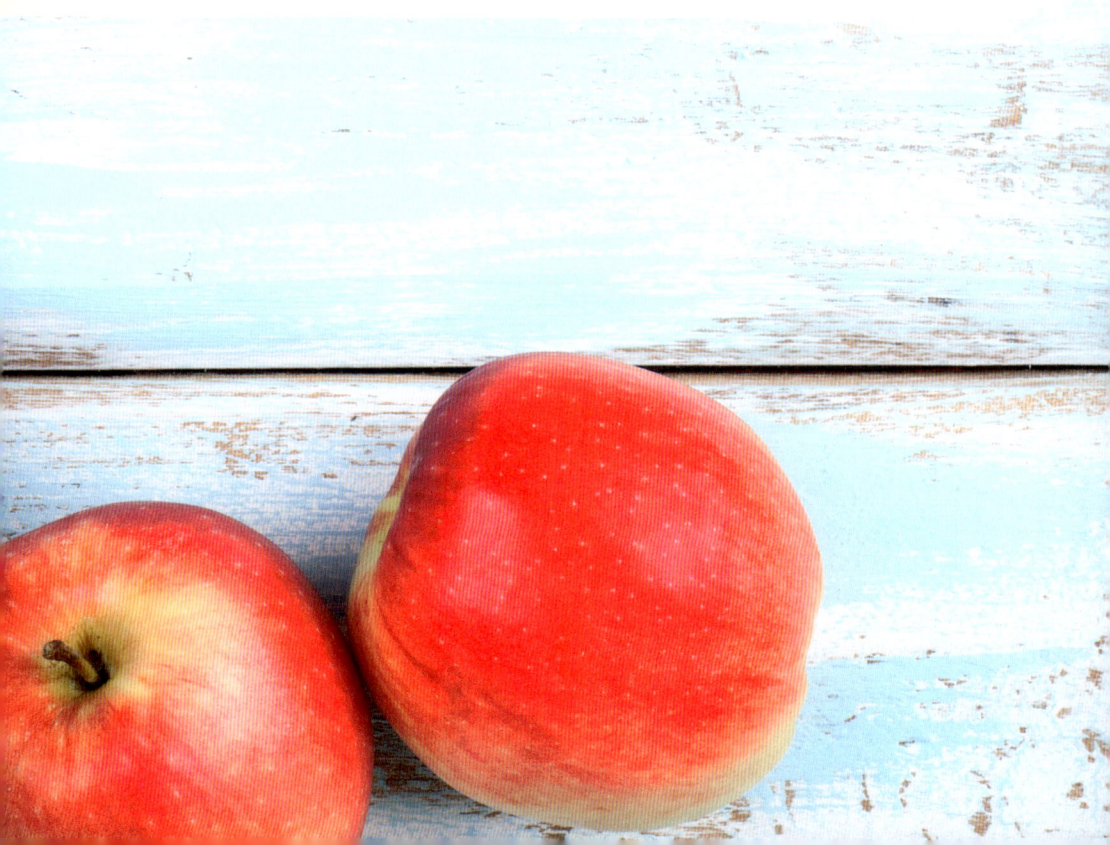

Gesundes Leben – gesunde Füße

Immer mehr Menschen haben Probleme mit den Füßen, und diese betreffen nicht nur die ältere Generation. Auch die zunehmende Inaktivität unserer Kinder führt zu deutlich ansteigenden Zahlen besonders im Bereich der Fußdeformitäten, die Folgen eines mangelhaft ausgebildeten Stütz- und Halteapparates sind. Bei Männern im mittleren Lebensalter stehen Verletzungen im Bereich des Sprunggelenks durch sportliche Betätigungen, die nicht ihrem Trainingszustand entsprechen, im Vordergrund. Frauen dagegen bilden deutlich häufiger einen Großzehenschiefstand aus – neun von zehn Hallux-valgus-Patienten sind weiblich –, teils aufgrund einer genetischen Veranlagung, teilweise aber auch durch eine jahrelange falsche Schuhauswahl.

Im Verlauf des Lebens kommen dann Verschleißerkrankungen, wie Arthrosen, oder Begleiterkrankungen, wie beispielsweise der diabetische Fuß bei einem lange Zeit bestehenden und schlecht eingestellten Diabetes mellitus, hinzu. In jedem Falle gilt: Sobald Sie Schmerzen oder andere Symptome verspüren oder eine Bewegungseinschränkung in den Füßen auftritt, sollten Sie mit einem Arzt auf Ursachenforschung gehen, um dann gezielt eine Therapie und auch eine Optimierung hinsichtlich Ihres Lebensstils beginnen zu können. Auch um gar nicht erst Probleme zu entwickeln und möglichst lange Zeit unbeschwert und leichtfüßig durch das Leben schreiten zu können, gilt es, ein paar kleine Grundregeln einzuhalten. Dazu gehört die Wahl des richtigen Schuhwerkes (Seite 34) genauso wie eine regelmäßige Fußpflege (Seite 42).

Klar ist: Der westliche Lebensstil verändert sich zunehmend in Richtung Bewegungsmangel, Fehlernährung und damit einhergehend auch mit Übergewicht. Was das mit unseren Füßen zu tun hat? Alles! Denn jede gesunde Bewegung, die wir nicht ausführen, schadet unserem Körper und lässt uns schneller altern,

!

Sobald Sie Schmerzen oder andere Symptome in den Füßen verspüren, sollten Sie mit einem Arzt auf Ursachenforschung gehen.

führt zu mehr körperlichen und auch seelischen Gebrechen. Ebenso verhält es sich mit unserer Ernährung, die oft ungesund und einseitig ist. Die Folgen sind ganz ähnlich wie beim Bewegungsmangel – ergänzt um ein paar weitere mitunter schwere Erkrankungsbilder, wie beispielsweise Darmkrebs und Mangelzustände, die zu Nervenleiden oder Krämpfen führen können.

Bewegungsmangel und Fehlernährung zusammen führen in aller Regel vor allem zu Übergewicht. Diese überschüssigen Pfunde machen nicht nur unseren Körper krank, das zusätzliche Gewicht müssen auch unsere Füße tragen. Es ist leicht, mit seinem Arzt unzufrieden zu sein, wenn er einem – statt mit den erwarteten Medikamenten zu helfen – rät, erst einmal den Lebensstil in Richtung mehr Bewegung, bessere Ernährung und Gewichtsreduktion zu verändern. Aber genau das ist der langfristige Schlüssel zum Erfolg! Ihre Gesundheit liegt zu großen Teilen in Ihrer Verantwortung. Und auch, wenn es auf den ersten Blick nicht so aussehen mag, hat Ihnen der Arzt mit diesem Rat deutlich mehr geholfen, als wenn er einfach nur ein Rezept ausgestellt hätte.

Zugegeben, seinen Lebensstil zu verändern, ist natürlich etwas mühsamer, als einfach ein paar Tabletten einzunehmen. Aber nur so kommen wir unserer Gesundheit und damit auch unserer Fußgesundheit wieder deutlich näher. Und: Es ist nie zu spät für einen gesunden Lebensstil, fangen Sie noch heute damit an, es lohnt sich!

!

Bewegungsmangel schadet dem ganzen Körper – auch den Füßen!

Bewegung für einen gesunden Fuß

Die moderne Welt hat neben vielen Vorteilen leider auch einen ganz entscheidenden Nachteil: Man ist nicht mehr wirklich gezwungen, körperlich aktiv zu sein. Und selbst wenn man es gerne wäre, lassen es die Umstände des Alltags manchmal einfach nicht zu. Unser Körper ist allerdings dafür ausgelegt, sich zu bewegen. Erlauben wir ihm das nicht, kommt es nicht nur zu Übergewicht, das sich negativ auf unsere Gesundheit auswirkt und eine enorme unnötige Zusatzbelastung für unser Fußskelett bedeutet. Es kommt obendrein auch noch zu einer Art Versteifung unserer Gelenke. Unser körperliches und seelisches Wohlbefinden leidet stark unter der Inaktivität.

Es gibt nichts Besseres für unseren Körper als tägliche Bewegung.

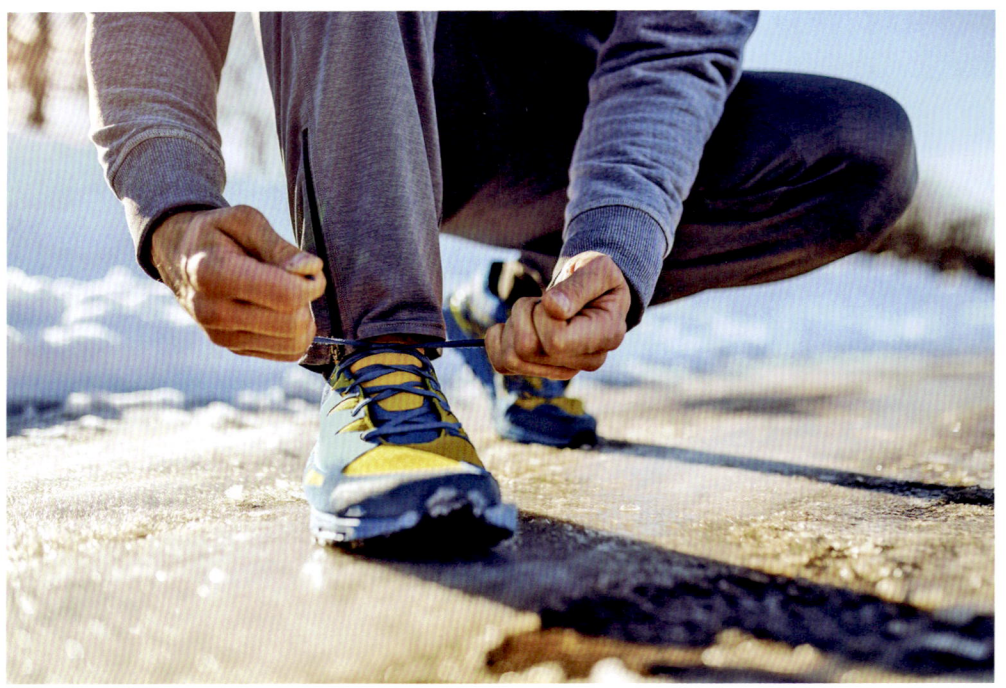

Es gibt nichts Besseres für unseren Körper als ausreichend tägliche Bewegung. So gibt es ein schönes Zitat von Bruce Lee aus
dem Jahre 1960: „Laufen stärkt Körper, Geist und Seele. Laufe
dreimal die Woche 30 Minuten am Stück. Eine Woche hat 10.080
Minuten. Wenn du keine 90 Minuten in dieser Zeit opfern
kannst, um zu laufen, solltest du dich damit anfreunden, noch
viel längere Zeit krank zu sein."

Nun ist nicht jeder der geborene Läufer, und das ist auch gar
nicht wichtig. Vielmehr sollte es Ihr Ziel sein, eine Sportart zu
finden, die Sie begeistert. Denn nur dann kommt auch quasi gra-
tis die Motivation dazu, die Sie brauchen, um sich auch an kalten, regnerischen Tagen aufzuraffen, und trotz vielleicht widriger
Umstände Freude an der Bewegung zu finden. Ob das dann
Schwimmen, Radfahren, Tennis oder Fußball ist, ist erst einmal
zweitrangig.

Grundsätzlich empfehlenswert ist jedoch immer die Kombination aus einem Ausdauersport und Krafttraining. Dabei ist
nicht unbedingt der Gang in ein Fitnessstudio, in dem an schweren Geräten und mit Hanteln trainiert wird, gemeint. Nein, ein
vernünftiges Krafttraining kann auch ohne großen Aufwand, zu
Hause und allein mit dem eigenen Körpergewicht durchgeführt
werden. Man spricht dann häufig von einem Stabilisationstraining. Während das Ausdauertraining unser Herzkreislaufsystem
trainiert, brauchen wir das Kraft- oder Stabilisationstraining, um
unser Skelettsystem zu schützen.

Der immer wieder beschriebene Kraftabbau im Alter ist ganz
häufig hauptsächlich auf eine mangelnde Bewegung zurückzuführen und muss keinesfalls als gottgegeben hingenommen werden. Einen schönen Ansatz zur Kombination von Krafttraining
und Entspannung bietet beispielsweise Pilates, eine Sportart, die
von jedem und in jedem Alter betrieben werden kann. Grundsätzlich empfehlenswert ist die Kombination aus Ausdauersport
und Krafttraining.

> **!**
> Wer einen Sport
> ausübt, der ihm
> Spaß macht,
> bekommt die
> Motivation gratis
> dazu.

> **!**
> Grundsätzlich
> empfehlenswert ist
> die Kombination
> aus Ausdauersport
> und Krafttraining.

Die Weltgesundheitsorganisation (WHO) empfiehlt derzeit 150 zusätzliche Minuten Bewegung in der Woche. Das sind etwa 20 Minuten am Tag, eine Zeit, die absolut machbar ist. Natürlich gibt es geeignetere und weniger geeignete Sportarten, sollten erst einmal Fußprobleme bestehen. Da die Einschränkungen aber immer ganz individuell sind, und wie gesagt auch die Motivation eine große Rolle beim täglichen Training spielt, werden Sie hier keine absoluten Verbote lesen. Denn was bringt mir die ultimativ fußgesunde Sportart, die mir aber so wenig Freude macht, dass ich sie doch gleich wieder sein lasse?

Dennoch ein paar Hilfestellungen, an denen Sie sich orientieren können: Der Schmerz ist ein sinnvolles Warnsignal des Körpers und sollte demnach auch unbedingt beachtet werden. Bei Schmerzen sollte das Training unverzüglich beendet und bei wiederholtem Auftreten auch ein Arzt aufgesucht werden. Natürlich sind alle Laufsportarten wesentlich belastender für die Füße als Schwimmen, Radfahren oder Yoga. Insbesondere bei Ballsportarten werden die Füße und vor allem die Sprunggelenke sehr stark beansprucht. Aber grundsätzlich gilt: Je fleißiger Sie Ihre Fußgymnastik (Seite 97) durchführen, desto besser werden Sie Ihre Lieblingssportart betreiben können.

Ernährung für einen gesunden Fuß

Gibt es so etwas wie eine fußgesunde Ernährung? Ja! Und die ist gar nicht kompliziert. Denn was für den Körper gut ist, gilt auch für den Fuß. Das Schönste daran ist, dass man sich gar nicht um aktuelle Ernährungstrends kümmern muss. Hält man sich an altbewährte Basics, beinhaltet das ganz automatisch viele andere Empfehlungen, beispielsweise eine entzündungshemmende Ernährung, sozusagen ganz von selbst.

Runter mit den überschüssigen Pfunden

Wenn wir von Übergewicht sprechen, geht es dabei nicht um ein Schönheitsideal, sondern um ein ernst zu nehmendes Gesundheitsrisiko. Insbesondere Bauchfett führt zu vielen Zivilisationskrankheiten: Das Risiko für Diabetes mellitus Typ 2, Bluthochdruck oder eine koronare Herzerkrankung steigt bei Frauen ab einem Bauchumfang über 80 Zentimetern, bei Männern von über 94 Zentimetern deutlich an. Aber natürlich wirkt sich das erhöhte Gewicht auch negativ auf unser Fußskelett aus. Wer zu viele Pfunde mit sich herumträgt, hat häufig auch Fußprobleme. Auf die damit entstehenden Fußdeformitäten gehen wir später im Buch noch genauer ein (Seite 51). Widmen wir uns hier doch erst einmal dem zugegeben nicht ganz einfachen Thema Gewichtsreduktion.

!

Das Risiko für Diabetes, Bluthochdruck oder eine koronare Herzerkrankung steigt mit zunehmendem Bauchumfang deutlich an.

Sehr viele Menschen – ob mit oder ohne Fußprobleme – nehmen sich immer wieder vor abzunehmen. Dann werden die neuesten Diäten ausprobiert, manchmal mit Erfolg, manchmal ohne, manchmal nur für kurze Zeit. Eine Diät impliziert ja meistens, dass man für die kommenden Tage oder Wochen auf ganz viel verzichtet – das ist weder erfolgversprechend noch gesund. Versuchen Sie es also einmal aus einem anderen Blickwinkel: „Bis hier hin scheine ich irgendetwas an meinem Lebensstil falsch gemacht zu haben, sonst wäre ich nicht übergewichtig geworden. Und das möchte ich jetzt ändern."

Was jetzt folgt, ist keine Diät für ein paar Wochen, sondern eine langsame, kontinuierliche Lebensstilveränderung, die nicht nur den Bereich Ernährung, sondern auch die schon beschriebene Bewegung umfasst. Je nachdem, wie lange Sie schon übergewichtig sind, kann es unter Umständen Jahre dauern, bis Sie sich in Ihrem neuen, gesunden Lebensstil so richtig pudelwohl fühlen. Das kennen Sie vielleicht: Voller Motivation setzen Sie sich Ziele, fangen begeistert an, um dann leider ziemlich schnell zu merken, dass es Ihnen gerade weder Spaß macht noch sich wirklich merklich etwas tut. Keine Sorge! Sie sind damit nicht alleine. Denn zunächst machen weder Sport noch die gesündere Ernährung wirklich Spaß. Aber bleiben Sie dran! Bereits nach einigen Wochen werden Sie merken, wie Sie sich insgesamt wohler, fitter und gesünder fühlen. Die tägliche Bewegung ist dann gar nicht mehr wegzudenken.

Eine gesunde Ernährung impliziert, dass sie kalorienbilanziert ist, also dass nur die Kalorien aufgenommen werden, die auch wieder verbrannt werden. Um Gewicht zu reduzieren, muss man zunächst tatsächlich in eine negative Kalorienbilanz kommen – also weniger Kalorien zu sich nehmen, als dann über den Tag verbrannt werden. Das heißt aber keinesfalls, dass Sie hungern oder sich nur von Salat ernähren müssen! Haben Sie einmal mit einem Triathleten zu Abend gegessen? Obwohl diese Athleten fast kein Körperfett mehr haben, verschlingen sie Unmengen. Das liegt zum einen an ihrem hohen Aktivitätslevel, zum anderen aber auch daran, dass sie mehr Muskeln haben, durch die

!

Gerne können Sie sich Unterstützung durch einen Sport- und Ernährungsmediziner oder eine andere qualifizierte Person suchen.

Eine gesunde Ernährung bedeutet, dass nur die Kalorien aufgenommen werden, die auch wieder verbrannt werden. Das heißt aber nicht, dass Sie ständig hungern müssen!

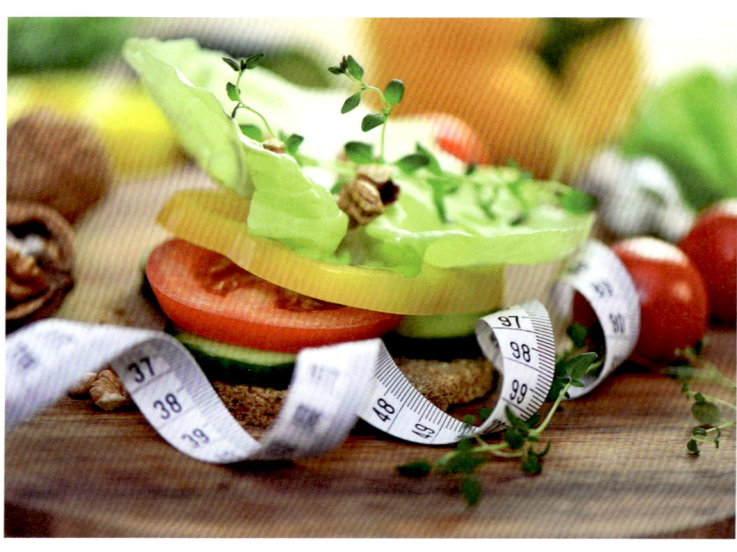

wesentlich mehr Kalorien verbraucht werden, auch schon in Ruhe.

Fazit: Je mehr Sie sich bewegen und dadurch auch Körpermuskulatur erhalten, desto mehr können Sie essen! Denn das ist ein weiterer Benefit im Sport: Er ist nicht nur gesund und setzt Glückshormone frei, er verbrennt auch noch viele, viele Kalorien. Einzige Voraussetzung: Sie sollten dabei ordentlich ins Schwitzen geraten. Schaufenster entlangschlendern oder gemütlich baden statt zügig Bahnen zu schwimmen zählt nicht.

Und noch etwas: Schmeißen Sie bitte Ihre Waage weg! Sie merken auch bei einem Blick in den Spiegel oder am Hosenbund, ob noch ein paar Pfunde zu viel da sind oder nicht. Und den täglichen Frust, ob nun 200 Gramm mehr oder weniger angezeigt werden, können Sie sich wirklich sparen.

Entzündungshemmende Ernährung

Was ist mit entzündungshemmender Ernährung gemeint? Die Wissenschaft weiß mittlerweile, dass wir einige Erkrankungen im Körper, wie beispielsweise eine Arthritis, also eine Gelenksentzündung, ganz stark durch die Wahl unserer Lebensmittel positiv beeinflussen können, sogar Medikamente können damit häufig signifikant reduziert werden. Darunter fallen Lebensmittel wie Gemüse, Salat, zuckerarmes Obst und Nüsse, aber auch Gewürze wie Curcuma (häufig in Currys enthalten) und Zimt. Neben Gemüse fördert auch der Verzehr von fettarmen Milchprodukten (bereits ab einem Viertelliter Milch pro Tag) die Ausscheidung von zum Beispiel Harnsäure und hilft damit, Gichterkrankungen in Schach zu halten.

Die Mittelmeerdiät ist ein gutes Beispiel für eine gesunde, ausgewogene und zugleich entzündungshemmende Ernährung. Wer die Italiener kennt, weiß, dass diese Diät auch Genießern schmeckt. Aber auch eine Gewichtsabnahme reduziert bereits vorhandene Entzündungen in unserem Körper.

Die Mittelmeerdiät ist ein gutes Beispiel für eine entzündungshemmende Ernährung.

Kann andersherum auch die Ernährung eine Entzündung im Körper hervorrufen? Ja. Besonders zuckerhaltige oder stark verarbeitete Lebensmittel haben eine Erhöhung entzündungsfördernder Botenstoffe zur Folge. Nach erhöhtem Bierkonsum treten vermehrt Gichtanfälle auf. Das liegt zum einen daran, dass bestimmte Inhaltsstoffe der Bierhefe die Harnsäurespiegel im Blut erhöhen, zum anderen daran, dass der Alkohol im Bier zusätzlich auch noch die Ausscheidung der Harnsäure über den Urin verringert.

Zugegeben, es wird einem heutzutage wirklich nicht leicht gemacht. Vor lauter Empfehlungen zu gesundem Essen mit ganz speziellen Ernährungsformen haben viele Menschen das Gefühl, es gar nicht mehr richtig machen zu können. Dabei ist gesunde Ernährung eigentlich gar nicht schwer und auch nicht kompliziert, wirklich nicht. Lassen wir doch mal all die modernen Foodtrends außer Acht und konzentrieren uns auf das Wesentliche. Um sich gesund zu ernähren, braucht es eine ausgewogene, abwechslungsreiche Ernährung, die folgende zehn Empfehlungen beherzigt.

10 Tipps zur gesunden Ernährung

Essen Sie bunt

Das ist genau so gemeint wie geschrieben: Wenn Ihnen Ihr Teller farbenfroh entgegenlacht, dann haben Sie schon eine ganze Menge richtig gemacht – mit natürlichen Lebensmitteln (also nicht Ketchup und Co!). Mit bunter Vielfalt gewährleisten Sie ganz automatisch eine Fülle an verschiedenen gesunden Inhaltsstoffen wie Vitaminen und Spurenelementen.

Essen Sie abwechslungsreich

Auch eine absolut gesunde Ernährung kann unausgewogen sein und somit zu Mangelerscheinungen führen. Ein kleines Beispiel: Ein Apfel ist ohne Frage ein sehr gesundes Lebensmittel, kann aber alleine auch nicht den Bedarf an wichtigen Nährstoffen liefern. Wenn Ihre tägliche Ration an Obst also immer nur aus einem Apfel besteht, ist das zwar gesund, aber dennoch nicht ausreichend.

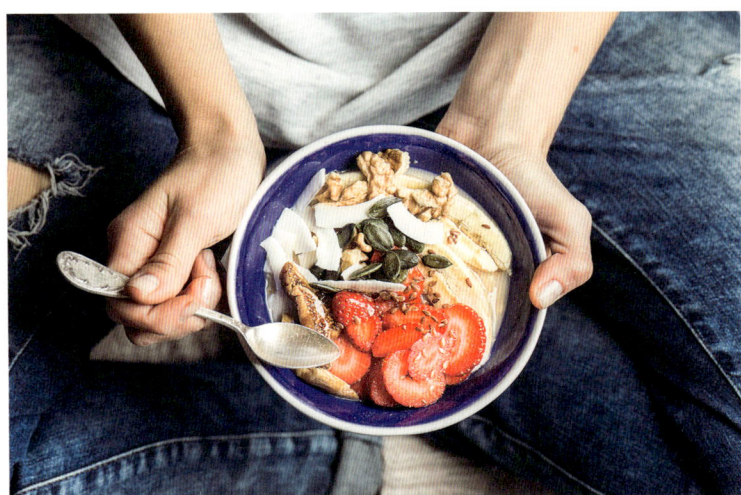

Wer bunt isst, sorgt damit automatisch für eine optimale Aufnahme an Vitalstoffen.

Bringen Sie neuen Schwung in Ihre Essgewohnheiten und variie-en Sie! Neue Ideen bekommt man bei einem schönen Spazier-gang über einen Wochenmarkt. Oder Sie lassen sich bei nächster Gelegenheit ein neues Ernährungs- oder Kochbuch schenken. Trauen Sie sich, es macht Spaß und ist wirklich lecker!

Gemüse und Obst: 5 am Tag
Ein hoher Konsum von Gemüse und Obst kann unsere Gesund-heit verbessern und das Risiko für zahlreiche Zivilisationskrank-heiten senken. Die weltweite Gesundheitskampagne „5 am Tag" bedeutet, täglich mindestens fünf Portionen Gemüse und Obst zu essen. Hierbei gilt es eigentlich nur folgende drei Punkte zu beachten:
1. Mit einer Portion ist in etwa eine Handvoll gemeint. Bei im Idealfall drei Portionen Gemüse und zwei Portionen Obst am Tag entspricht das rund 400 Gramm Gemüse und etwa 250 Gramm Obst.

Mit einer Schale Gemüse decken Sie Ihren täglich Bedarf von drei Portionen.

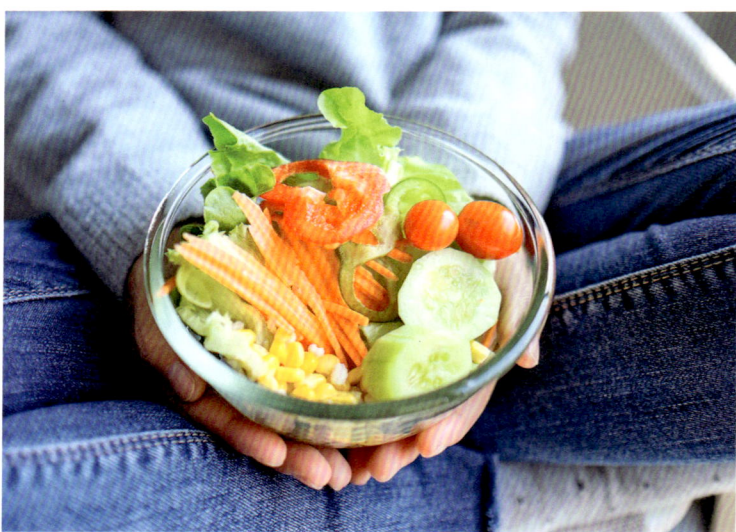

2. Die Zutaten dürfen gerne roh verzehrt werden oder sollten zumindest nicht gänzlich zerkocht sein (sanft gegart reicht völlig und erhält viele wichtige Vitamine in den Lebensmitteln).
3. Man sollte sich über den Kaloriengehalt insbesondere von Früchten im Klaren sein, am besten also immer mehr Gemüse statt Obst verzehren.

Fleisch und Fisch moderat

Die Deutsche Gesellschaft für Ernährung e.V. (DGE) rät auch zu einem moderaten Konsum von Fleisch (etwa 300 bis 600 Gramm pro Woche) und Fisch (ein- bis zweimal pro Woche). Dabei sollte das Fleisch möglichst wenig Fett enthalten, Wurstwaren sollten daher nur in geringem Maße verzehrt werden. Auch sollte insbesondere auf die Fleisch- und Fischherkunft geachtet werden, denn in der Massentierhaltung werden häufig große Mengen an Antibiotika verfüttert, die man dann über die Nahrung aufnimmt. Und nicht vergessen: Auch Milch, Eier, Quark und Käse gehören zu einer ausgewogenen Ernährung.

Getreide, Nüsse und Co.

Keine Angst vor Kohlenhydraten und gesunden Fetten! Beides braucht unser Körper, um leistungsfähig zu sein. Getreide, Nüsse und Co. sollten daher fester Bestandteil Ihrer täglichen Ernährung sein. Wählen Sie möglichst viele Vollkornprodukte und ersetzen Sie die ungesunden Snacks wie den Schokoriegel durch täglich eine Handvoll Nüsse. Schon haben Sie ganz einfach Ihrem Körper sehr viel Gutes getan. Denn sowohl Vollkornprodukte als auch Nüsse enthalten viele wichtige Vitamine und Mineralstoffe. Nüsse versorgen uns zusätzlich noch mit gesunden Fetten, die unseren Körper schützen.

!

Am Ende ist es immer eine Frage der Kalorienbilanz, ob ich zunehme oder nicht.

Auf die Kalorienbilanz kommt es an

Muss ich Intervalle ohne Essen einhalten? Wie lang sollen diese sein? Werde ich dick, wenn ich Lebensmittel falsch kombiniere? Macht Essen nach 18 Uhr dick? Nein! Vom gesunden Körper ausgehend bleibt es dabei, auch wenn es fast zu einfach erscheint: Es ist immer eine Frage der Kalorienbilanz, ob ich zunehme oder nicht. Das Problem heutzutage ist, dass sich die meisten Menschen viel zu wenig bewegen, dafür aber essen wie die Könige. Hochkalorische Lebensmittel sind leicht verfügbar und schmecken großartig. Da kann es ganz leicht passieren, dass man am Ende des Tages 100 Kalorien mehr zugeführt als verbrannt hat. Nicht schlimm? Es sind ja nur 100 Kalorien? Aber rechnen wir das mal hoch: Wäre es jeden Tag so, sind wir schon bei 700 überzähligen Kalorien in der Woche, circa 3.000 Kalorien im Monat, 35.000 Kalorien im Jahr. Und so erklären sich auch Mythen wie beispielsweise, dass Kohlenhydrate nach 18 Uhr dick machen. Das liegt einfach nur daran, dass die meisten Menschen um diese Zeit bereits so viele (oder mehr) Kalorien aufgenommen haben, wie sie verbrannt haben.

Trinken bitte nicht vergessen

Der Mensch braucht Flüssigkeit, um zu leben. Je aktiver wir sind, desto mehr brauchen wir auch davon. Dabei ist es völlig ausreichend, Wasser zu trinken. Allerdings sollten Sie darauf achten, dass es genügend Elektrolyte – Mineralstoffe wie Natrium, Kalium, Magnesium – enthält. Denn bei einem aktiven Lebensstil gehen besonders viele dieser Mineralstoffe über den Schweiß verloren und müssen regelmäßig nachgefüllt werden, damit es nicht zu ernsthaften gesundheitlichen Problemen kommt. Wieviel Liter pro Tag man dann tatsächlich braucht, hängt stark vom Aktivitätsniveau und der produzierten Schweißmenge ab. In der Regel sind es aber zwischen 1,5 und drei Liter pro Tag.

!

Die richtige Trinkmenge hängt von der körperlichen Aktivität ab.

Achten Sie beim Kauf
Ihres Wassers darauf,
dass es genügend
Mineralstoffe enthält.

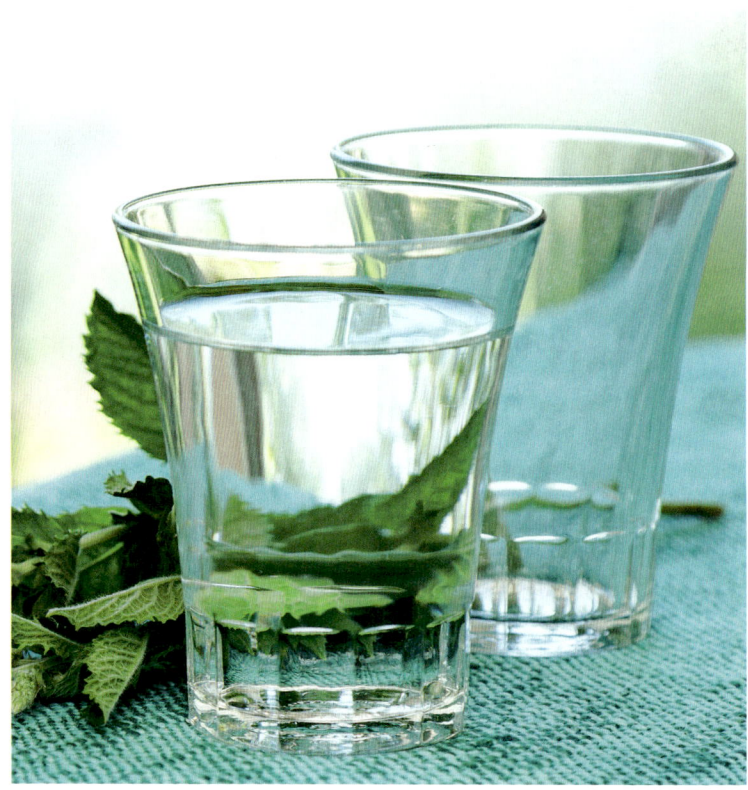

Meiden Sie Fertigprodukte

Na klar, manchmal muss es einfach schnell gehen. Und wie bei
allem gilt natürlich auch hier der berühmte Ausspruch des Arztes
Paracelsus: „Die Dosis macht das Gift." Aber Fakt ist, dass in den
meisten Fertigprodukten leider zu viele, eigentlich auch unnötige
und zum Teil recht ungesunde Inhaltsstoffe verarbeitet werden.
Häufig verstecken sich auch unnötig viele Kalorien darin. Also,
wann immer es Ihre Zeit zulässt: Mut zum Selberkochen! Es gibt
mittlerweile ganz tolle Kochbücher – auch für eine schnelle, un-
komplizierte, frische Küche.

Alkohol in Maßen

Gesellschaftlich heute kaum wegzudenken, ist er fester Bestandteil bei so gut wie jedem Geschäftsessen. Bei Partys, beim Abendessen oder einfach nur so zum Runterkommen zum Feierabend oder Genießen. Werden Sie an dieser Stelle jetzt gleich eine Empfehlung, ganz auf Alkohol zu verzichten, lesen? Nein. Aber auch hier kommt es auf die Dosierung an. Eins soll ganz klar gesagt sein: Gesund ist Alkohol nie. Tatsächlich schaden bereits kleine Mengen dem Körper. Mal ganz davon abgesehen, dass Alkohol viele Kalorien enthält. Aber wenn ein Glas Wein für Sie einfach ab und an dazugehört, dann gönnen Sie es sich auch – eben in Maßen.

Gönnen Sie sich auch einmal etwas

Womit wir bei Punkt 10 angekommen sind: Wer immer das Gefühl hat, sich beim Essen kasteien zu müssen, wird das nicht ewig durchhalten. Nicht selten endet so etwas in regelrechten Fressorgien. Daher rate ich Ihnen dazu, sich ab und an etwas zu gönnen. Wenn Sie zu einem tollen Essen eingeladen sind und als Nachtisch gibt es Tiramisu – dann schlagen Sie zu! Genießen Sie jeden Löffel in vollen Zügen.

Auf das Schuhwerk kommt es an

> !
>
> Bei der Auswahl unseres Schuhwerkes können wir jede Menge falsch machen.

Bei der Auswahl unseres Schuhwerkes können wir jede Menge falsch machen – auch hier zahlen den Preis dafür oft unsere Füße. Einen schicken Schuh zu finden, der gleichzeitig auch das Beste für unseren Fuß mit sich bringt, ist manchmal aber tatsächlich gar nicht so einfach. Oder wie einmal eine Schuhverkäuferin sagte: „Schick und bequem? Da müssen Sie sich schon entscheiden." Eine Illusion muss ich leider auch allen Frauen auf die Frage „Gibt es einen gesunden Absatzschuh?" leider nehmen. Denn die

Antwort lautet: Nein. Aber seien wir doch mal ehrlich, darauf kommt es bei der Wahl dieser Schuhe auch gar nicht an, sondern man möchte sich schön und attraktiv fühlen.

Und im besten Fall ist dieser Schuh ja auch nicht dauernd am Fuß. Denn das kann tatsächlich zum Problem werden: Die Sehnen verkürzen und die Fußform verändert sich, und will man dann aus gesundheitlichen Problemen wieder auf flache Schuhe wechseln, macht der Fuß das erst einmal gegebenenfalls nicht mit. Aber auch, wenn es bei diesen Schuhen wirklich mehr um die Optik als um die Fußgesundheit geht, sollten wir beim Kauf natürlich dennoch auf einen guten Sitz achten. (Es macht auch einfach alle Attraktivität zunichte, wenn man bei jedem Schritt hinten raus schlappt und die Zehenansätze vorne halb herausschauen.) Und wenn das Lieblingsmodell so gar nicht passt, dann kann eventuell ein Schuhtechniker noch etwas richten.

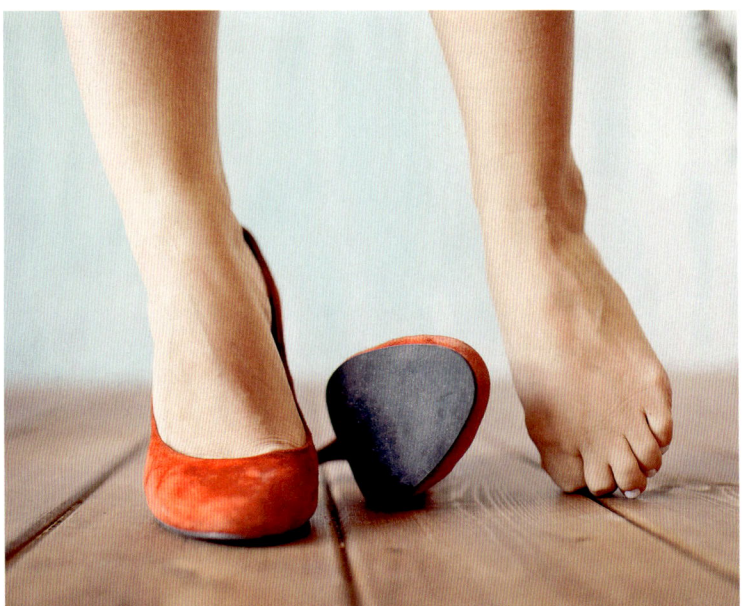

Zugegeben: Manchmal müssen es einfach High Heels sein. Gesund für Ihre Füße sind sie aber nicht.

Die richtige Größe

Und noch etwas, auch, wenn es fast zu banal klingt. Etwas, das von so großer Bedeutung ist und aus verschiedenen Gründen immer wieder falsch gemacht wird: die grundsätzlich richtige Schuhgröße. Eine Studie hat herausgefunden, dass sage und schreibe 82 Prozent der Deutschen die falsche Schuhgröße tragen! Da ist es fast verwunderlich, dass nicht noch mehr von uns mit Fußproblemen herumlaufen oder von Beschwerden und Fußschmerzen geplagt sind.

> **!**
>
> 82 Prozent der Deutschen tragen die falsche Schuhgröße.

Warum ist das so? Manchmal hat es rein mit der Optik zu tun: Obwohl ein eher breiter Vorfuß vorliegt, müssen es unbedingt die High Heels oder vorne ganz spitzen Pumps sein. Manchmal ist es auch die Gewöhnung an eine falsche Schuhgröße: Obwohl es sich eigentlich vielleicht gar nicht so gut anfühlt, bleibt man „seiner" Größe treu, einfach weil man das seit Jahren schon so macht. Dabei können zu kurze oder zu schmale Schuhe nicht nur zu üblen Druckstellen und Hautveränderungen führen, sie können sich auch negativ auf die Gelenke auswirken.

Meine Empfehlung: Es schadet überhaupt nicht, ab und an einen Fachmann den Fuß vermessen zu lassen und den Schuhkauf mit Bedacht zu begehen. Grundsätzlich sollte Ihr Schuh an der Ferse einen guten Halt bieten und den Zehen aber genug Raum lassen. Nach vorne hin sollte etwa ein Zentimeter Platz bleiben. Entscheidend ist auch die Tageszeit, zu der man die Schuhe kauft. Denn die Füße schwellen über den Tag hin an. Dadurch kann es sein, dass ein Schuh, den man früh morgens gekauft hat und der einwandfrei saß, am Abend dann bereits unschön drückt. In seltenen Fällen sind auch individuelle Maßanfertigungen notwendig (siehe unten). Das ist zwar etwas kostspieliger, aber wenn Sie vorher immer wieder Probleme hatten, lohnt sich diese Investition in der Regel sehr. Für alle anderen Fälle folgen weiter unten noch ein paar allgemeine Tipps für die Schuhauswahl.

Einlagen

Wenn Sie immer wieder mit Schmerzen an Füßen, Knien, Hüfte oder auch Rücken zum Arzt gehen müssen, kann es sein, dass dieser Ihnen zu speziell für Sie gefertigten orthopädischen Schuheinlagen rät. Aber auch schräg abgelaufene Absätze sollten ein Hinweis sein, dass Sie von speziellen Maßeinlagen profitieren könnten. Orthopädische Maßeinlagen können bei verschiedenen Fußfehlstellungen gut unterstützend wirken und so die Beschwerden deutlich lindern oder sogar gänzlich beseitigen. Wichtig können solche Maßeinlagen auch für Patienten mit Diabetes mellitus oder Rheuma sein. Um die perfekte Einlegesohle oder auch den perfekten Maßschuh zu erhalten, gibt es heutzutage eine ganze Reihe von Untersuchungen und Vermessungstechniken. Durchgeführt werden diese in der Regel von speziell darauf geschulten Orthopädieschuhtechnikern. Anhand der so gewonnenen Ergebnisse können dann die maßangefertigten Produkte hergestellt werden.

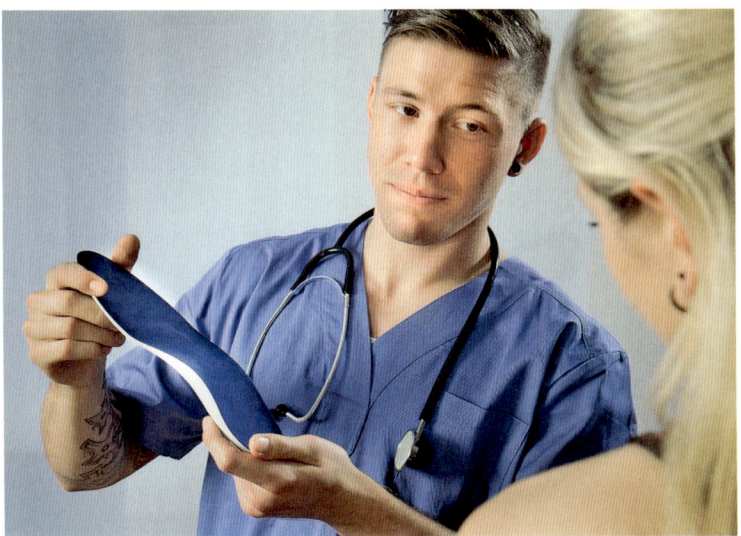

Einlagen sollten Sie immer individuell für sich anfertigen lassen.

Analyseverfahren zur Anfertigung von Maßeinlagen und maßangefertigten Schuhen

Pedografie
Hierbei handelt es sich um eine elektronische Fußdruckmessung, die dann grafisch dargestellt wird.

Digitale Vermessung
Der Fuß wird in Länge und Breite vermessen, die Fußform wird erfasst und auch Fußfehlstellungen können anhand des Fußabdruckes erfasst werden.

4D-Wirbelsäulenvermessung
Diese Technik ermöglicht eine berührungslose Wirbelsäulenvermessung, anhand derer dann Fußdeformitäten und -fehlstellungen sowie Beinlängendifferenzen erkannt werden können.

Laufbandanalyse
Dieses Verfahren ist besonders für Sportler relevant. Eventuelle biomechanische Abweichungen, die zu Beschwerden führen, werden erkannt.

Der Alltags- oder Freizeitschuh

Hier stellt sich immer die Frage: Wie häufig wird der Schuh getragen und zu welchem Zweck? Ist die Tragedauer eher kurz und bleibt die Belastung des Fußes dabei eher gering, darf der Schuh auch viel mehr nach Gefallen ausgesucht werden. Und für einen Gang zum Strand eignen sich nun mal einfach am besten Flipflops oder Sandalen. Keine Frage. Anders sieht es zum Beispiel aus, wenn Sie Wandern zu Ihren Freizeitaktivitäten zählen. Ein Wanderschuh muss perfekt sitzen und gleichzeitig vielen Anforderungen gerecht werden: Die Sohle muss guten Halt und Schutz auf ganz verschiedenen Untergründen bieten, gleichzeitig dennoch ein rundes Laufen ermöglichen. Der Schuh sollte über das Sprunggelenk hinausgehen und fest sitzen, ohne dabei einzuschnüren. Wir brauchen hier einen wasserabweisenden Schuh, der dennoch die Füße atmen lässt ... Sie sehen schon, bei einem Wanderschuh ist eine professionelle Beratung Gold wert. Und hier lohnt es sich auch wirklich, nicht zum billigsten Modell zu greifen.

!

Bei speziellen Schuhen wie Wanderschuhen macht eine professionelle Beratung Sinn!

Der Businessschuh

Und im Job? Natürlich gibt es nicht *den* Businessschuh – schließlich arbeiten ja auch nicht alle in ein und demselben Business. Eines haben allerdings alle Businessschuhe gemeinsam: Sie werden über viele Stunden hinweg getragen, an den meisten Tagen der Woche. Und damit haben sie häufig eine noch größere Bedeutung hinsichtlich unserer Fußgesundheit als die Freizeitschuhe. Der Businessschuh sollte daher wirklich gut sitzen und aus hochwertigen Materialen gefertigt sein, damit die Füße darin nicht zu sehr schwitzen. Da diese Anforderungen leider tatsächlich den Sachverhalt „schick" nicht gänzlich erfüllen, hilft hier nur eins: Zwei Paar Schuhe kaufen. Wenn es wirklich darum geht, einen schönen Fuß zu zeigen, beispielsweise bei einem wichtigen Kundentermin, wird dann zum schicken Modell gegriffen. Und bei der erstbesten Gelegenheit wird dieser Schuh entweder diskret unter dem Tisch wieder ausgezogen oder gleich ganz gegen das Model „bequem und atmungsaktiv" ausgetauscht.

Der Sportschuh

Auch ein Sportschuh muss ganz spezielle Anforderungen erfüllen und somit gibt es auch sehr viele unterschiedliche Modelle. Zum einen für die verschiedenen Sportarten, zum anderen, um innerhalb einer Sportart die verschiedenen Anforderungen zu erfüllen. Nehmen wir einmal das Beispiel Joggen: Der eine läuft unregelmäßig und dann auch nur wenige Kilometer, der andere bereitet sich akribisch auf einen Marathon vor. Dann wären da noch die Trailläufer ... Den Untergrund gilt es auch noch zu beachten.

Kurzum: Auch hier ist die Beratung durch einen Fachmann sinnvoll.

Es gibt aber dennoch ein paar Basics, die Sie kennen sollten: Auch wenn der Markt fertig produzierte Schuhe mit allerlei Unterstützungssystemen und Dämpfungen anbietet, ist hier mit Bedacht heranzugehen. Grundsätzlich raten Experten zu einem sogenannten Neutralschuh. Also eine flache, gerade Sohle ohne Pronations- oder Supinationsstütze. Sollten Sie Einlagen brauchen, ist es sinnvoller, sich diese nach Maß anfertigen zu lassen (Seite 37).

Bei Kauf eines Sportschuhs ist es sinnvoll, sich von einem Experten beraten zu lassen.

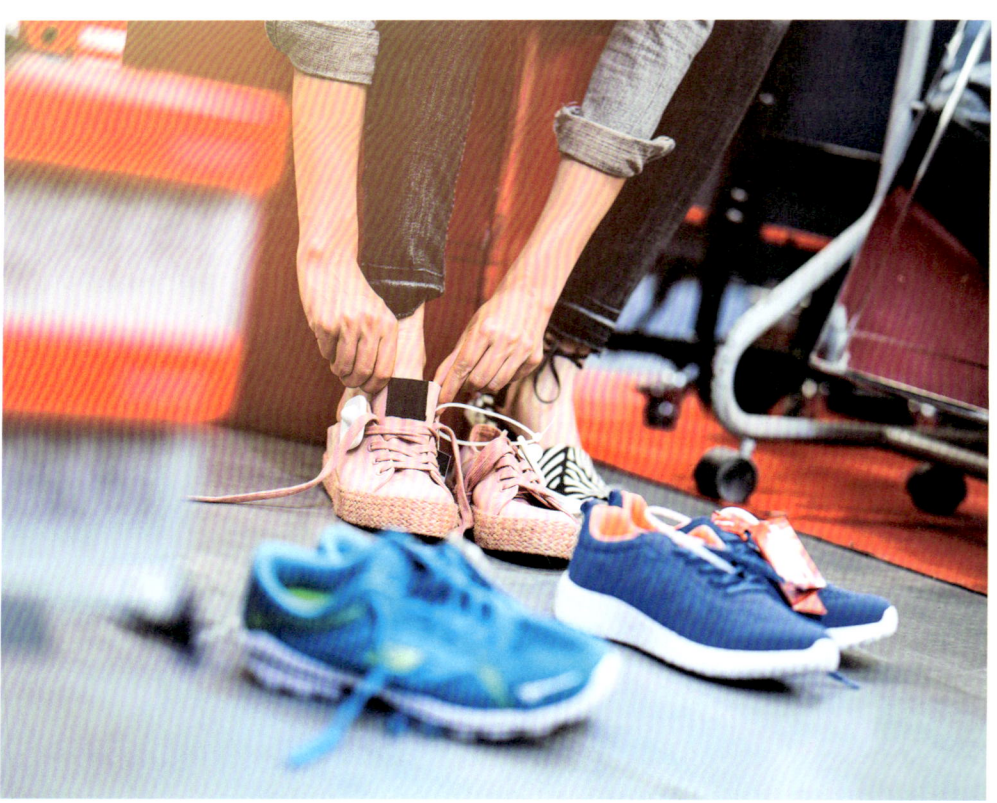

Das sollten Sie beim Kauf eines Laufschuhs beachten

- Sollten Sie mehr als einmal pro Woche laufen, empfiehlt es sich, zwischen verschiedenen Modellen mit verschiedenen Eigenschaften hin und her zu wechseln. Das trainiert zum einen die Fußmuskeln besser und gibt zum anderen den Schuhen ausreichend Zeit zum Trocknen.
- Sog. Neutralschuhe sollten bevorzugt getragen werden.
- Falls Sie Einlagen brauchen, dann lieber maßangefertigte in den neutralen Schuh legen.
- Achten Sie auf den Dämpfungsgrad des Schuhs, denn: Auch zu viel Dämpfung kann schaden und belastet das muskuläre System.
- Für kürzere Einheiten gerne auch mal zu einem leichten Schuh mit wenig Dämpfung greifen – das trainiert die Fußmuskeln besonders gut.
- Natural-Running-Schuhe sollten eher von sehr erfahrenen Läufern eingesetzt und müssen auch dann wohldosiert werden.
- Auch ein Laufschuh sollte eher gegen Abend gekauft werden, weil die Füße über den Tag anschwellen und das Gewölbe sich etwas senkt.
- Gleich mit den entsprechenden Laufsocken anprobieren: Sie nehmen unter Umständen auch mehr Platz ein als der normale Strumpf.
- Ein Laufschuh hält im Schnitt 600 bis 1.000 Laufkilometer, vorausgesetzt, es liegen nicht viele Jahre Laufpause dazwischen. Dann sollte der Schuh aufgrund von Materialermüdung auch ersetzt werden.

Natürlich gibt es auch bei den anderen Sportarten eine ganze Menge zu beachten: Ein Hallenschuh hat zum Beispiel auf dem Tennisplatz nichts zu suchen. Der Fußballer braucht Schuhe für trockenes und für nasses Wetter, für Rasen- und Kunstrasenplätze. Es gibt auch spezielle Schuhe für Ascheplätze und so weiter, diese Liste lässt sich noch lange weiterführen. Sehen Sie es einmal so: Der Schuh ist im Sport sozusagen Ihr Trainingsgerät und so muss er zu Ihrer Sportart passen und sich gut anfühlen. Fazit: Lassen Sie sich von einem Experten beraten und scheuen Sie sich bitte auch nicht davor, zehn verschiedene Modelle anzuprobieren, wenn es sein muss.

Die Füße richtig pflegen

Oft werden die Füße total vernachlässigt. Erst wenn es etwas wärmer wird, bemerkt man, dass etwas Pflege für die Füße nicht schlecht gewesen wäre. Die Folge: Die Füße sind voll mit Hornhaut, die Nägel viel zu lang und nicht gefeilt sind sie auch. Hinzukommt, dass Sie zwischenzeitlich zu enge oder kleine Schuhe getragen haben, sodass Sie von Blasen geplagt sind? Schöne Füße brauchen vor allem Pflege!

Schöne Fußnägel
Formschöne Fußnägel sind leider nicht jedem vergönnt. Dennoch kann man eine ganze Menge machen, damit die Nägel trotzdem kein Grund sind, die Füße immer in geschlossenen Schuhen zu verstecken.

Schneiden oder feilen?
Es spricht grundsätzlich nichts gegen die Verwendung einer Nagelschere. Auch wenn dadurch ein höherer Druck auf den Nagel ausgeübt werden muss, der unter Umständen als schmerzhaft wahrgenommen wird, hat die Schere den Vorteil, dass auch die Ecken gut erreicht werden können. Eine Feile schafft das nicht so gut, dafür werden die Nagelkanten schön glatt. Wenn Sie eine Schere verwenden, kann es also nicht schaden, noch einmal kurz hinterzufeilen. Auch ein Nagelknipser ist erlaubt, letztlich bleibt es etwas Geschmackssache. Wenn Sie sehr harte und dicke Nägel

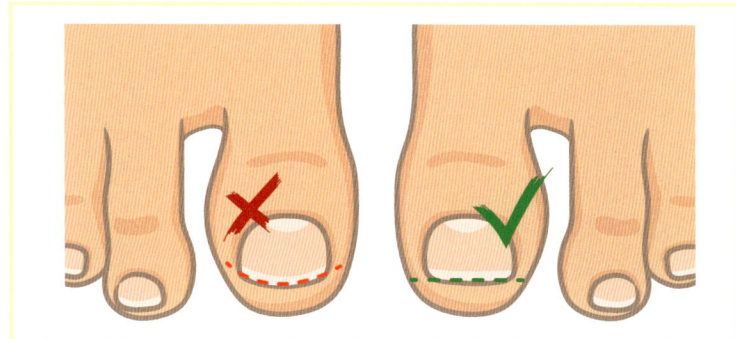

Die Fußnägel sollten Sie so eckig wie möglich abschneiden, um Entzündungen zu verhindern.

haben, kann es leichter werden, wenn Sie nach dem Duschen oder Baden schneiden.

Experten empfehlen, die Nägel gerade abzuschneiden, um das Einwachsen der Nägel zu verhindern. Das gibt allerdings nicht jede Nagelform problemlos her, sodass in solchen Fällen auch die Rundungen erlaubt sind. Die Nagelhaut hingegen sollte keinesfalls mit einer Schere bearbeitet werden, sie wird allenfalls mit einem Stäbchen vorsichtig zurück geschoben.

Wie bekommt man eine schöne Nageloberfläche?

Das ist gar nicht so kompliziert und auch hier können wir wieder in die Trickkiste der Natur zurückgreifen. Eventuelle Verfärbungen der Nägel verblassen durch abreiben mit einem Zitronenöl. Je nach Schweregrad der Verfärbung muss die Anwendung allerdings mehrere Tage lang wiederholt werden.

Um den Nägeln ganz ohne chemischen Lack einen schönen Glanz zu verleihen, gibt es spezielle Polierfeilen, die in der Regel drei verschiedene Oberflächen haben. Eine etwas gröbere Seite, um die Rillen zu glätten, eine feinere Seite zum Nacharbeiten und eine Fläche, um die Nägel auf Hochglanz zu polieren. Probieren Sie es einmal aus: es geht super schnell und die Wirkung ist beeindruckend!

Professionelle Pediküre oder medizinische Fußpflege?

Grundsätzlich ist es vollkommen ausreichend, wenn Sie die Pflege Ihrer Füße und Fußnägel zu Hause alleine durchführen. Sollten Sie das aber nicht mehr gut schaffen, ist es ratsam, eine professionelle Pediküre oder, bei Erkrankungen wie eingewachsenen Nägeln, Hühneraugen oder sehr starker Hornhaut, auch eine medizinische Fußpflege in Anspruch zu nehmen. Denn offene Wunden an den Füßen können Eintrittspforten für Keime aller Art sein und dann zu schwerwiegenden Erkrankungen führen.

Behandlung der Hornhaut

Neben Peelings (siehe nächste Seite) ist die regelmäßige Anwendung von speziellen Hornhautfeilen oder Bimssteinen absolut ratsam. Am besten gelingt das in der Dusche unter fließendem warmem Wasser. Anschließend die Füße gut abtrocknen und eincremen.

Wenn starke Hornhaut unbehandelt bleibt, kann die Haut trocken werden oder sogar reißen.

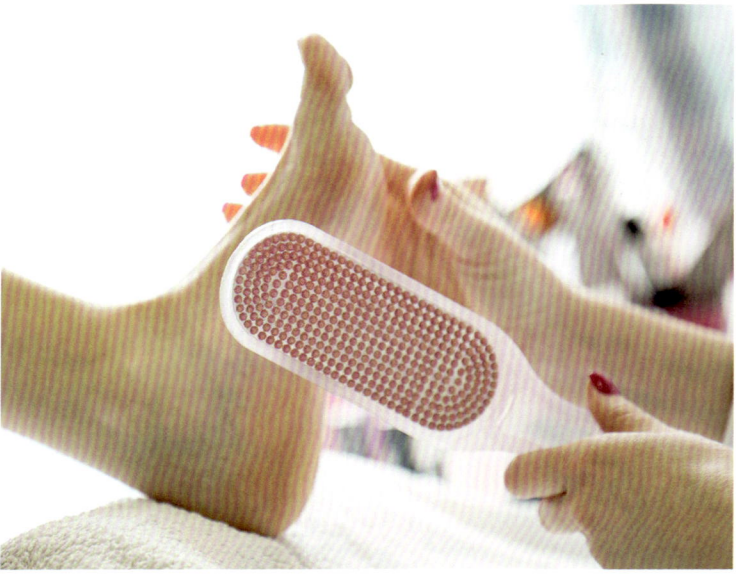

Peeling, Balsam und Co.

Natürlich können Sie einfach Ihre Lieblingsprodukte in der Drogerie kaufen und diese möglichst häufig, mindestens einmal pro Woche anwenden. Gar nicht so schwer ist aber auch das Herstellen eigener Produkte. Gerade im langen dunklen Winter, wenn man mehr Zeit zu Hause verbringt und die Füße besonders trocken und pflegebedürftig werden, kann es ein netter Zeitvertreib sein. Für ein Fußpeeling braucht man eine körnige Substanz für den Peeleffekt sowie eine antibakterielle und eine pflegende Substanz. Diese Zutaten könnten Meersalz, geraspelter Ingwer und Olivenöl sein. Zucker, Pfefferminze und Joghurt gehen aber genauso gut.

Setzen Sie sich keine Grenzen, denn manchmal ist schon die Hürde, extra noch zum Supermarkt zu müssen, zu hoch – schauen Sie einfach nach, was gerade im Hause ist. Mischen Sie immer nur so viel an, wie Sie für eine Anwendung benötigen. Also beispielsweise zwei Esslöffel Olivenöl mit je einem Teelöffel geraspeltem Ingwer und Meersalz. Nehmen Sie Ihre Paste nun, um damit Ihre Füße abzureiben – insbesondere Fersen und Ballenregion, aber auch die Nagelbetten nicht vergessen. Eine Einwirkzeit gilt es hierbei nicht zu beachten, Sie sollten Ihre Füße danach aber gründlich abspülen, abtrocknen und gut eincremen. Wenn Sie auch hierbei auf ein natürliches, selbst gemachtes Produkt zurückgreifen wollen, probieren Sie doch einmal das Rezept für den Wildrosenbalsam aus. Verwöhnen Sie Ihre Füße mit diesem schönen Balsam auf der nächsten Seite und lassen Sie ihn in dicken Socken, am besten über Nacht, einwirken. Ihre Füße werden Ihnen dankbar sein!

> **!**
> Auch eine zu starke Hornhaut wirkt sich negativ auf unser allgemeines Wohlbefinden aus.

Fußbalsam Wildrose selber herstellen

- 2 EL Kakaobutter
- 2 EL Aprikosenkernöl
- 1 EL Honig
- 1 EL Bienenwachsgranulat
- 1 EL pflanzliches Glycerin
- je 10 Tropfen Zitronen- und Wildrosenöl

Lassen Sie über dem Wasserbad Kakaobutter, Aprikosenkernöl und Bienenwachs schmelzen. Dabei immer wieder vorsichtig durchrühren. Anschließend die Schüssel aus dem Wasserbad herausnehmen, erst jetzt Honig und Glycerin unterschlagen. Zum Schluss die beiden Aromaöle unterheben. Den Balsam zügig in ein verschließbares Glasgefäß umfüllen, da er relativ fest wird.

Bäder

Viele wissen eine wohltuende Auszeit sehr zu schätzen. Man kann sie sich in einem Spa gönnen, es geht aber auch zu Hause. Und auch die Füße haben sich dabei ihre Streicheleinheiten mehr als verdient.

Warme Fußbäder

Naturheilkundlich werden Fußbäder bereits seit Jahrhunderten eingesetzt.

Es ist immer gut, den Wellnesstag für die Füße mit einem beruhigenden und entspannenden Fußbad zu beginnen. Ein Zusatz aus ätherischen Pflegeölen erhöht die Wirkung. Warme Fußbäder kommen dabei nicht nur allen Wärmebedürftigen zugute. Sie sind ein Segen beispielsweise nach langem Stehen beziehungsweise einem langen Arbeitstag, oder wenn Sie als Frau mit Menstruationsbeschwerden zu kämpfen haben. Auch bei Abwehrschwäche und Nervosität bis hin zu Erkältungsbeschwerden haben sie sich bewährt. Bei warmen Fußbädern gilt es, Folgendes zu beachten:

- Die Wassertemperatur sollte 40 Grad nicht überschreiten.
- Die Fußbaddauer liegt zwischen zehn und 15 Minuten.
- Ein Badezusatz aus Lavendelöl entspannt und pflegt die Füße.
- Eukalyptusöl wirkt entzündungshemmend und regt die Durchblutung an.
- Zum Schluss die Füße gut abtrocknen (auch zwischen den Zehen!), eincremen und warm einpacken.

Im Anschluss bietet sich eine Fußmassage an. Diese können Sie selber durchführen oder Sie lassen sich von einem Partner verwöhnen. Angenehm sind auch hölzerne Fußmassagerollen mit kleinen Noppen. Sagt Ihnen eine Massage nicht so zu, können Sie sich auch alternativ nach dem Fußbad eine Ruhephase im Liegen gönnen.

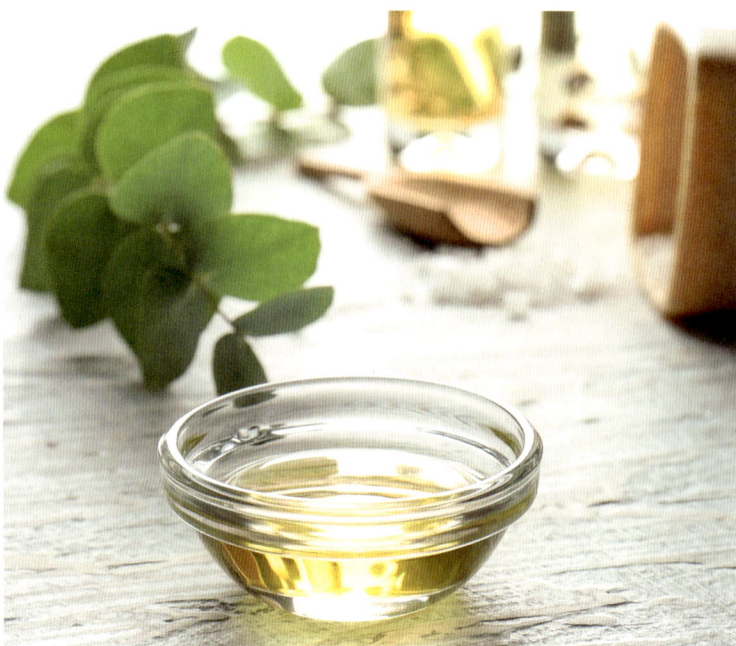

Badezusatz aus Eukalyptusöl wirkt entzündungshemmend und regt die Durchblutung an.

Kalte Fußbäder

Kalte Fußbäder oder auch das durch Sebastian Kneipp bekannt gewordene Wassertreten haben eine ganze Menge positiver Eigenschaften. Sie fördern die Durchblutung, stärken die Venen, wirken bei Anwendung am Abend schlaffördernd, regen den Stoffwechsel an und stärken das Immunsystem. Auch schwere und müde Beine sowie Menschen mit einer akuten Gichtattacke oder Knöchelprellung beziehungsweise mit Schmerzen in den Fußgelenken können profitieren. In einigen Schwimmbädern oder Parks findet man die Wasserbecken zur Kneippanwendung Wassertreten. Man kann das Ganze aber auch zu Hause in der Badewanne durchführen.

Bei kalten Fußbädern und Wassertreten gilt zu beachten:

- Die Wassertemperatur sollte 18° Celsius nicht überschreiten.
- Das Wasser sollte nicht höher als bis zum Knie gehen.
- Im Storchengang bewegt man sich nun durch das Wasser, dabei sollten abwechselnd die Füße komplett aus dem Wasser gezogen werden.
- Die Anwendung sollte nur einige Sekunden bis wenige Minuten durchgeführt werden.
- Auf jeden Fall aufhören, wenn der Kältereiz zu stark wird.
- Anschließend das Wasser nur von den Füßen abstreifen und warme Socken anziehen.

Nach einem kalten Fußbad bietet sich eine Fußgymnastik an: Stellen Sie sich mit den Füßen abwechselnd auf die Zehenspitzen oder wechseln Sie ein paarmal zwischen Fersen- und Zehenstand beziehungsweise -gang hin und her.

Eine lockernde Massage entlastet beanspruchte, schmerzende Füße.

Locker durch Massage

Ob alleine oder als Partnerübung, Massagen schmerzender und beanspruchter Füße tun einfach gut! Kreisen Sie zunächst die Füße in den Sprunggelenken, wackeln Sie mit den Zehen und verwringen Sie Fußspitze und Ferse manuell gegeneinander, um die Füße zu mobilisieren. Der zu massierende Fuß wird nun durch sanftes Streichen erwärmt. Lassen Sie die Bewegung in größere Kreise übergehen. Wenn der Fuß sich warm und gut durchblutet anfühlt, verstärken Sie den Druck, indem Sie mit dem Daumen arbeiten. Beschreiben Sie immer kleiner werdende Kreise und arbeiten Sie sich so über die gesamte Fußsohle. Wiederholen Sie diese Übung. Verweilen Sie nun aber an den besonders verhärteten oder schmerzhaften Stellen. Auch wenn es besonders unangenehm ist, halten Sie den Schmerz einige Sekunden lang aus, bis Sie merken, dass die Verhärtung (ein sogenannter Triggerpunkt) sich löst. Das bewirkt wahre Wunder! Nun klopfen Sie mit der Faust einmal über die gesamte Fußsohle, um sie zu stimulieren. Packen Sie den Fuß warm ein und widmen Sie sich auf die gleiche Weise dem anderen Fuß.

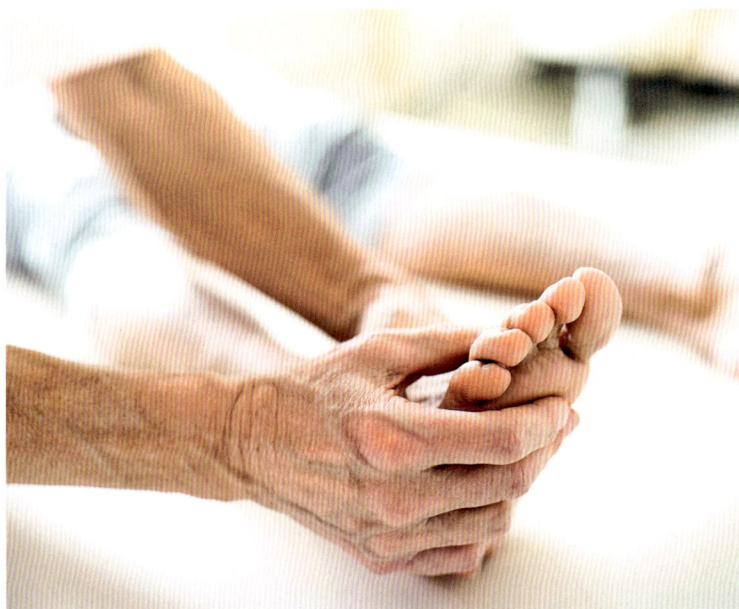

Für eine wohltuende Fußmassage benötigen Sie weder ein Massagestudio noch einen Partner.

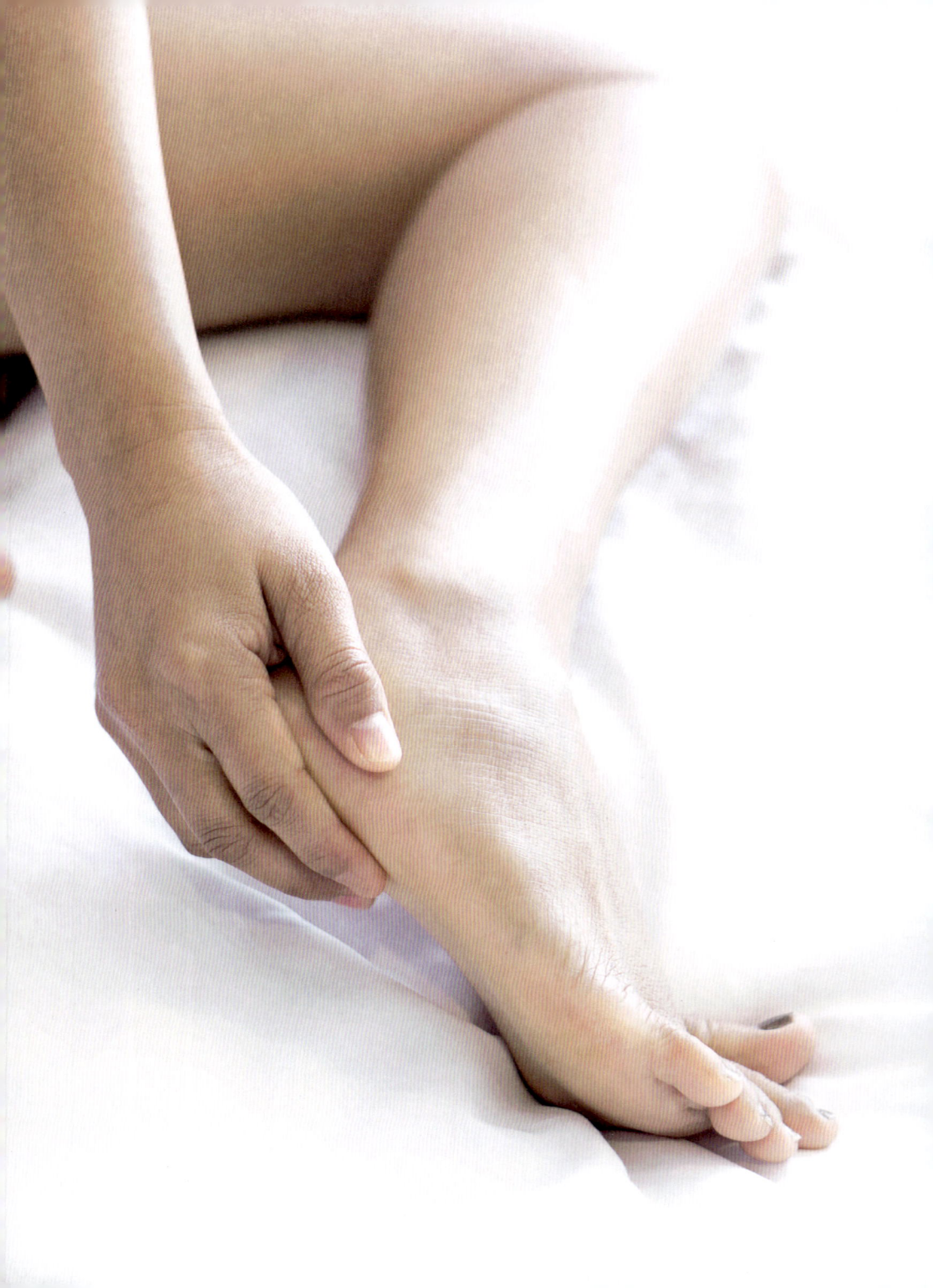

WENN JEDER SCHRITT SCHMERZT: FUSS-KRANKHEITEN ERKEN-NEN UND BEHANDELN

Spätestens wenn es mal nicht so läuft, denken wir an unsere Füße. Neben angeborenen Fehlbildungen wie Hohl-, Klump- oder Spreizfuß erwerben wir viele Krankheitsbilder unseres Fußes erst im Verlauf des Lebens. Die Ursachen für schmerzende Füße sind vielfältig: Verletzungen können Ursache und Auslöser sein. Häufig sind es jedoch Fehl-, Überbelastungen oder Deformitäten. Auf den nächsten Seiten erfahren Sie mehr über mögliche Ursachen und Behandlungsmöglichkeiten von Fußschmerzen.

Häufige Fußdeformitäten

Der gesunde Fuß ähnelt einem Dreibeinstativ. Die Ferse und die Ballen der äußeren Zehen bilden die drei Beine, zwischen die das Fußgewölbe gespannt ist. Im Vorfuß liegt zwischen den Ballen von großem und kleinem Zeh das Quergewölbe. Zwischen Vor- und Rückfuß befindet sich das Längsgewölbe, das maximal am inneren Fußrand zwischen Ferse und Großzehenballen ausgeprägt ist. Bänder und Sehnenplatten halten die Spannung in den Fußgewölben aufrecht. Für eine normale Fußform ist außerdem eine korrekte Stellung der Fußwurzelknochen erforderlich. In diesem komplizierten Lastenverteilungssystem ergeben sich mehrere Möglichkeiten einer Störung: Spreizfüße, Plattfüße oder ein Großzehenschiefstand – die Liste der Fußdeformitäten ist lang. Die Beschwerden richten sich nach der Form der Veränderungen, und diese bestimmt auch die Behandlungsmöglichkeiten. Hier ein Überblick.

In dem komplizierten Lastenverteilungssystem unseres Fußes ergeben sich zahlreiche Möglichkeiten einer Störung.

Hohlfuß

Der Hohlfuß (*Pes cavus*) stellt das Gegenteil vom Plattfuß (siehe nächste Seite) dar: Das Fußgewölbe ist sehr stark ausgeprägt, beispielsweise durch eine angeborene Schwäche der kleinen Fußmuskeln. Dadurch ist der Fuß kleiner als ein gesunder Fuß, die Fußmuskeln sind verkürzt. Je nach Lokalisation unterscheidet man den Ballen- vom Hacken-Hohlfuß. Betroffene klagen über ausgeprägte Druckstellen am Spann im Schuh, außerdem kann es häufiger zu Knochenbrüchen kommen.

Der Hohlfuß ist das Gegenteil des Plattfußes.

Ein Hohlfuß kann angeboren oder erworben sein. So kann sich eine leichte Schwäche der kleinen Fußmuskeln im weiteren Verlauf verstärken und zu der Fehlstellung führen. Bei Frauen, die regelmäßig Schuhe mit hohen Absätzen tragen, verkürzen sich mit der Zeit die Bänder und Sehnen, wodurch letztendlich ein Hohlfuß entstehen kann. Aber auch eine neurologische Erkrankung, die einen Muskelschwund an den kleinen Fußmuskeln verursacht, kann ein Auslöser für die Fußfehlstellung sein. Hohlfüße treten außerdem familiär gehäuft auf. Oftmals entstehen sie im Wachstumsalter und verfestigen sich anschließend durch das falsche Schuhwerk.

Behandlung

Sollte das Tragen falschen Schuhwerkes (beispielsweise jahrelanges Tragen von High Heels, aber auch zu kleine Schuhe) die Ursache für den Hohlfuß sein, ist die Lösung einfach – endlich neue Schuhe shoppen! Nicht ganz so sexy wie neue Schuhe ist die Versorgung mit speziellen Schuheinlagen sowie das Tragen von Nachtschienen. Fußgymnastik darf natürlich auch hier nicht fehlen – versuchen Sie aktiv, den Fuß in die Länge zu ziehen und somit das Fußgewölbe abzusenken. Nur in wenigen Fällen wird eine Operation notwendig.

Plattfuß

Beim Plattfuß *(Pes planus)* handelt es sich um eine Fußdeformität, die entweder angeboren oder erworben sein kann. Das Längsgewölbe ist in diesem Fall nicht gespannt, die Fußsohle berührt ganzflächig den Boden. Ist das Krankheitsbild noch nicht vollständig ausgeprägt, spricht man zunächst vom Senkfuß, bei dem nicht die gesamte Fußsohle auf dem Boden aufliegt. Zu der Vollausprägung des Plattfußes kommen häufig noch andere Fehlstellungen wie eine Pronation des Fußes sowie eine Achillessehnenverkürzung. Der Fuß knickt also förmlich ab, man spricht von einem Knick-Platt-Fuß.

Beim Plattfuß liegt die gesamte Fußsohle beim Stehen „platt" auf dem Boden auf.

Beim Säugling sind Plattfüße in aller Regel noch völlig normal und kein Grund zur Sorge! Das Fußgewölbe bildet sich erst mit anfallender Belastung, also wenn die Kinder das Laufen lernen, aus. Gleichzeitig wandelt sich dann das zunächst eher knorpelige Fußskelett der Neugeborenen zu einem stabilen Knochenskelett um. Aus dem Plattfuß entwickelt sich mit zunehmender Funktion der normale Fuß. Nur in seltenen Fällen liegt dem angeborenen Plattfuß eine Fehlpositionierung der Fußwurzelknochen zugrunde. Ist dies der Fall ist eine meist operative Therapie unumgänglich.

Auch beim erworbenen Plattfuß besteht absoluter Handlungsbedarf, denn ein Plattfuß stellt immer eine starke Beeinträchtigung der Fußstatik dar. Neben starken Schmerzen im Fuß selber, kann es durch die Fehl- und Schonhaltung auch zu Schmerzen in Knien, Hüfte und Rücken kommen.

Behandlung

Wie bei fast allen erworbenen Fußdeformitäten sind die Ursachen oftmals Bewegungsmangel und eine daraus resultierende Schwäche der Bänder und Muskeln sowie Übergewicht. Aber auch andauernde Überbelastung kann einen Plattfuß bedingen. So unnötig und vermeidbar diese Fußfehlstellung also ist, können Sie es positiv betrachtet auch so sehen: Sie können erfreulicherweise etwas dagegen tun! Neben einer speziellen Einlagenversorgung sollten auch hier ein tägliches Training der Fußmuskulatur und möglichst häufiges Barfußlaufen stehen. Geeignete Übungen sind beispielsweise die „Beweglich im Mittelfuß" und der „Anker" (siehe Seiten 99 und 106).

Links Plattfuß (Einbruch des Längsgewölbes), rechts Hohlfuß (überhöhtes Längsgewölbe).

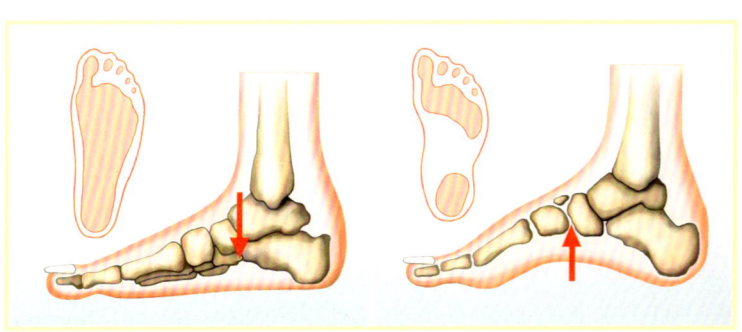

Spreizfuß

Beim Spreizfuß *(Pes transversoplanus)* steht eine Absenkung des Fußquergewölbes im Vordergrund, wodurch die Zehen wie ein Fächer aufgespreizt werden. Die Ursachen sind hier neben endogenen Faktoren (beispielsweise entzündlich rheumatische Erkrankungen) vor allem im Bereich Übergewicht, mangelnder Fußmuskulatur und falschem Schuhwerk zu suchen. Damit erklärt sich auch, dass der Spreizfuß heute zu einer der häufigsten Fußdeformitäten gehört. Er entwickelt sich in der Regel erst in der zweiten Lebenshälfte, manchmal sind aber bereits Kinder betroffen.

Der Spreizfuß geht mit zum Teil starken Schmerzen einher: Durch die Verbreiterung des Vorfußes kommt es vor allem im Bereich des zweiten und dritten Mittelfußknochens zu einer großen Druckbelastung. Auch die Ausbildung schmerzhafter Schwielen gehört zu den Folgen dieser Druckverlagerung. Viele kennen solche Schmerzen im Bereich des Vorfußes gerade nach längeren Gehphasen, wie bei einer Wanderung, aber auch nach dem Tragen von Absatzschuhen.

!

Spreizfüße werden oft durch Fehlbelastung und Übergewicht verursacht.

Behandlung

Im Vordergrund der Therapie des Spreizfußes stehen Übungen zur Kräftigung des Fußgewölbes und der Muskulatur (Seite 101). Bei akuten Reizzuständen werden auch eine Ruhigstellung sowie gegebenenfalls entzündungshemmende Medikamente empfohlen. Ziel sollte und kann für alle sein, durch eine sorgfältige Auswahl des Schuhwerkes bereits im Kindesalter(!) sowie ein regelmäßiges Training für eine gesunde Muskulatur und starke Bänder ein Auftreten des Spreizfußes zu vermeiden.

Knickfuß

Beim Knickfuß *(Pes valgus)* kommt es zu einer valgischen Fehlstellung (lateinisch valgus: schief) überwiegend im unteren

Knick-Senkfüße
sollten spätestens
bei Zahnwechsel
des Kindes
behandelt werden.

Sprunggelenk, der Fuß knickt also nach innen ab. Knickfüße dürfen im Kleinkindalter noch unbehandelt beobachtet werden, sollten aber spätestens im Kindesalter – ungefähr zum Zeitpunkt des Zahnwechsels, zu dem Kinder etwa fünf Jahre alt sind – behandelt werden.

Bei Erwachsenen folgt der Knickfuß häufig dem Senkfuß. Durch eine bestehende Muskel- und Bänderschwäche senkt sich der Fuß zunächst und knickt dann nach innen ab – eine Vorstufe des Knick-Plattfußes. Knick-Senkfüße treten übrigens bei Frauen dreimal häufiger auf als bei Männern, betroffen sind vor allem Frauen ab dem vierzigsten Lebensjahr.

Behandlung
Eine der wichtigsten Übungen zur Behandlung des kindlichen Knickfußes ist das Ausrichten der Achillessehne (Seite 104). Je nach Schweregrad empfehlen allerdings auch einige Orthopäden, unmittelbar mit einer Gipsredressionstherapie zu beginnen, um alle Komponenten der Deformität im Idealfall dauerhaft zu korrigieren – so, dass der Fuß möglichst gut beweglich bleibt. Im Anschluss sollte dann eine manuelle Therapie erfolgen. Lassen Sie sich individuell beraten, welche Methode bei Ihrem Kind zur Anwendung kommen sollte. Gleiches gilt bei der Auswahl der Schuhe. Hier sollte auf eine gute Abstützung des Fußlängsgewöl-

Links Spreizfuß
(schmerzhafte
Belastung des 2. und
3. Mittelknochens),
rechts Knickfuß
(Belastung für
Sprunggelenk,
Sehnen und Bänder).

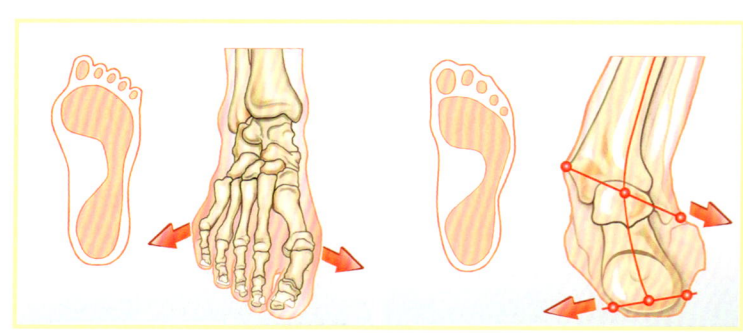

bes auf der Fußinnenseite geachtet werden. Auch speziell angefertigte Einlagen durch einen Orthopädieschuhtechniker können hilfreich sein.

Bei der Behandlung des Knickfußes im Erwachsenenalter stehen ein Auftrainieren der Muskulatur durch spezielle Fußgymnastik und Barfußlaufen im Vordergrund. Gewöhnen Sie sich doch beispielsweise an, immer beim Zähneputzen ein dünnes Handtuch mit den Zehen aufzuheben und den Fuß auf die Außenkante in eine C-Kurve zu bringen.

Großzehenschiefstand

Beim *Hallux valgus*, dem Großzehenschiefstand, weicht der große Zeh seitlich nach außen ab. Diese Fußfehlstellung ist mit etwa 23 bis 35 Prozent die häufigste Vorfußdeformität, die vor allem am Innenrand des Fußes sowie bei Belastung unter dem Fuß sowie an den kleinen Zehen starke Beschwerden bereiten kann – und auch oft operiert werden muss. Frauen sind davon deutlich mehr betroffen als Männer. Dies liegt vor allem daran, dass sie zu schwächeren Muskeln und Bändern neigen können. Aber auch genetische Faktoren spielen eine Rolle.

!

Der Hallux valgus ist die häufigste Fehlstellung des Vorfußes.

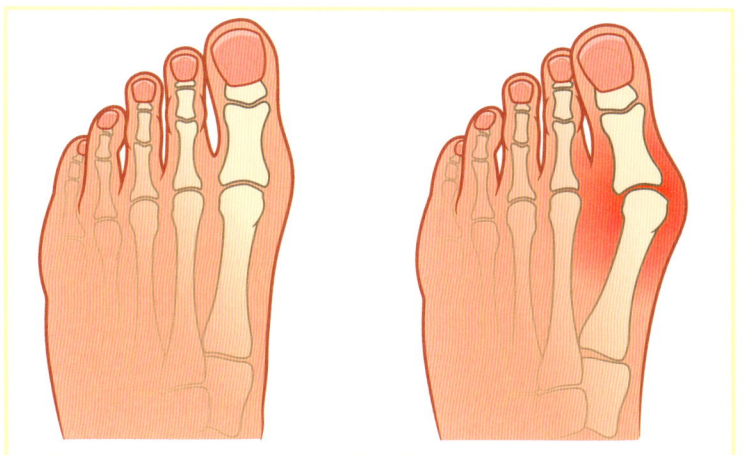

Links gesunder Fuß, rechts Hallux vagus.

Schmerzhaft wird es besonders durch das Tragen zu harter, enger Schuhe. Bleibt eine erfolgreiche Behandlung aus, bildet sich im Verlauf ein Spreizfuß mit Hammer- und Krallenzehen. Dieses Endstadium ist sehr schmerzhaft, auch bereits bei geringen Belastungen.

Behandlung

Als Vorsorge, oder auch solange der Großzehenschiefstand noch nicht allzu weit fortgeschritten ist, steht die funktionelle Übungstherapie im Mittelpunkt der Behandlung. Geeignete Übungen fokussieren hier auf die Kräftigung der Ballenmuskulatur. Auch der „Stiftaufheber" (Seite 101) wirkt dem Spreizfuß entgegen. Auf die Wahl geeigneter Schuhe (vorne ausreichend breit, im Schaftbereich gut stabilisierend) sollte geachtet werden. Interessant: Menschen, die viel barfuß laufen, sind vom Hallux deutlich seltener betroffen.

Klumpfuß

Der Klumpfuß *(Pes equinovarus, excavatus et adductus)* gehört mit einem Vorkommen von zwei bis sieben Fällen je 1.000 geborene Kinder (hier gibt es starke regionale Unterschiede) zu den häufigsten Fußdeformitäten. Jungen weisen diese etwa dreimal so häufig wie Mädchen auf. Es können sowohl nur einer als auch beide Füße gleichzeitig betroffen sein. Der Klumpfuß ist eine sehr komplexe Fußdeformität, die bereits im Mutterleib entsteht und aus vier Komponenten besteht:

* Spitzfuß (Equinus),
* Supinations- beziehungsweise Auswärtsstellung des Fersenbeins (Varus),
* Hohlfuß (Excavatus) und
* Sichelfuß (Adductus).

Ein Klumpfuß gehört zu den häufigsten Deformitäten bei Kindern.

Warum sich ein Klumpfuß ausbildet, ist bislang noch nicht geklärt, es können jedoch familiäre Häufungen beobachtet werden. Es wird von genetischen Faktoren und Umwelteinflüssen (Ernährung, Rauchen der Mutter) ausgegangen, aber auch neurologische Erkrankungen können zu der Ausbildung eines Klumpfußes führen.

Behandlung

Es gibt heutzutage gute therapeutische Möglichkeiten, den Klumpfuß zu behandeln, sodass schmerzfreie und funktionell gute Füße mit normalem Gangbild erreicht werden können. Auch das Tragen normaler Schuhe wird möglich sein. Die Therapie fängt direkt am Tag der Geburt mit einer Gipsversorgung an, die allerdings nicht über die sechste Lebenswoche hinausgehen sollte. Gegebenenfalls folgt eine operative Versorgung, bei der Restdeformitäten korrigiert werden. Ganz wichtig sind die begleitende manuelle Therapie und Physiotherapie über Jahre hinweg.

Hackenfuß

Der Hackenfuß *(Pes calcaneus)* kann angeboren sein oder erworben werden und ist die häufigste Fußfehlstellung im Neugeborenenalter. Der Fuß ist hierbei stark an den vorderen Unterschenkel angezogen, ein Strecken des Fußes (Plantarflexion) ist häufig nur eingeschränkt möglich. In den meisten Fällen ist der Hackenfuß *(Pes calcaneus)* auch nur dem mangelnden Raumangebot in der Gebärmutter zu schulden, es besteht also keine muskuläre oder neurologische Problematik. Und oft entwickelt er sich spontan nach wenigen Wochen bis Monaten zurück.

Behandlung

Lediglich bei schwereren Ausprägungen sollte über einen kurzen Zeitraum eine unterstützende manuelle Korrektur (Redressionsbehandlung) durch einen Orthopäden oder Physiotherapeuten erfolgen. Wichtig: Ein Hackenfuß kann sich auch nach Lähmungen der Muskulatur im Unterschenkelbereich oder nach einer Operation am Fuß entwickeln. Diese Form des Hackenfußes kann sich nicht spontan zurückentwickeln, in solchen Fällen kann aber eine Operation mit einer Versteifung des Sprunggelenkes oder einer Verkürzung der Achillessehne helfen.

Entzündliche Fußerkrankungen

Bei den entzündlichen Erkrankungen am Fuß handelt es sich häufig um die Entzündung von Gelenken (Arthritis). Aber auch die Haut und das Weichteilgewebe können sich entzünden, besonders im Rahmen eines schlecht eingestellten Diabetes mellitus oder nach Verletzungen.

Gicht am Fuß

!

Bei Gicht ist der Harnsäurespiegel zu hoch, Harnsäurekristalle lagern sich in Gelenken ab.

Bei der Gicht *(Arthritis urica)* handelt es sich um eine Stoffwechselstörung, die zu schmerzhaften entzündlichen Ablagerungen von Harnsäurekristallen im Gelenk führen kann. Sie betrifft hauptsächlich Männer im Alter von 40 bis 60 Jahren. Verschiedene Ursachen können zu einem Gichtanfall führen. Zu unterscheiden ist dabei die primäre Gicht, aufgrund eines genetischen Defektes, von der sekundären Gicht, die entweder auf einer zu hohen Aufnahme von Purinen (in der Regel durch sehr hohen Fleisch- und Bierkonsum) beruht oder durch eine zu hohe Produktion oder eine verminderte Ausscheidung von Harnsäure bedingt ist.

Symptomatisch wird die Gicht meist durch einen akut einsetzenden, sehr schmerzenden Gichtanfall. Besonders betroffen ist hierbei das Großzehengrundgelenk, das sich überwärmt und gerötet darstellt. Die Harnsäurespiegel im Blut und auch weitere Entzündungsparameter sind erhöht. Bei einer Chronifizierung kommt es schließlich zu einer knötchenartigen Ablagerung von Harnsäurekristallen zusätzlich im Weichteilgewebe und später dann auch im Knochen (Knochentophus).

Diese Knochentophi führen mit der Zeit zu immer größer werdenden Lochdefekten (Osteolysen) im Knochen und sorgen damit für eine zunehmende Instabilität.

Behandlung

Als Therapie steht natürlich in erster Linie die Prävention durch einen gesunden Lebensstil an. Beim akuten Gichtanfall und in der Dauertherapie helfen dann nur Medikamente, um die Entzündung zu reduzieren und die Harnsäurewerte im Blut zu normalisieren. Wichtig: Bitte beginnen Sie eine medikamentöse Therapie immer nur in Absprache mit Ihrem Arzt. Frei verkäufliche Schmerzmittel, wie beispielsweise Acetylsalicylsäure, können den Harnsäurespiegel noch weiter erhöhen und somit zu einer Verschlimmerung der Symptome beitragen! Neben den pharmakologischen Maßnahmen können Sie auch eine Linderung der Symptome durch die Anwendung von kalten Wickeln in Kombination mit einer Ruhigstellung des betroffenen Gelenkes erreichen. Auch viel Tee trinken wirkt harntreibend und hilft so, die überschüssige Harnsäure aus dem Körper zu eliminieren. Weitere tolle Tipps aus der Naturheilkunde finden Sie ab Seite 120.

Der rheumatische Fuß

Auch der Fuß kann im Rahmen entzündlich-rheumatischer Erkrankungen betroffen sein. Das heißt, Sehnen, Schleimbeutel und Gelenke können teilweise chronische Entzündungen vorweisen. Das wiederum kann zu Fehlstellungen des gesamten Fußes sowie zu Gelenkversteifungen führen. Neben starken Schmerzen steht die drohende Gehunfähigkeit durch die Ausbildung eines rheumatischen Spreizfußes sowie des sogenannten Dreiecksfußes nach Michotte, *pied rond rhumatismale* genannt, im

!

Chronische Entzündungen können zu Fehlstellungen des gesamten Fußes führen.

Vordergrund der Aufmerksamkeit. Bei dieser Fehlstellung nähern sich die Großzehe (Valgusstellung) und die Kleinzehe (Varusstellung) maximal an, und die dazwischenliegenden Zehen bilden eine Krallenstellung aus, wodurch sich das Bild eines Dreiecks ergibt.

Es gibt aber auch andere Ausprägungen der Zehenfehlstellungen, wie beispielsweise den Windmühlenfuß nach Viladot, bei dem sich alle Zehen nach außen neigen.

Behandlung

Neben der klinischen Untersuchung wird der Arzt ein Röntgenbild zur besseren Beurteilung der Situation anfertigen lassen. Bei der Therapie steht auch hier selbstverständlich die Behandlung der Grunderkrankung an erster Stelle. Ergänzend dazu werden die schmerzenden und druckbelasteten Punkte am Fuß durch individuell angefertigte orthopädische Schuheinlagen möglichst entlastet. Speziell angefertigte Schuhe zur Kompensation der Geheinschränkung durch erleichtertes Abrollen sowie Nachtlagerungsschienen zur Behandlung der Zehenfehlstellungen werden ebenfalls benötigt.

Wichtig: Die eine Therapie gibt es nicht, vielmehr muss immer individuell entschieden werden, mit welchem Vorgehen die größtmögliche Verbesserung geschaffen werden kann. Ein frühzeitiges Eingreifen in Form von operativen Gelenkversteifungen kann jedoch die Vollausbildung eines rheumatischen Fußes gegebenenfalls verhindern oder zumindest verzögern. Aufgrund der meist bereits über Jahre bestehenden immunsuppressiven Therapie und der erhöhten Verletzlichkeit der Haut durch die Einnahme von Kortison ist jede Operation gut zu planen, um voraussichtliche Risiken und Nutzen im Vorfeld gegeneinander abzuwägen.

Fußgelenksarthrose

Die Arthrose gehört zu den weltweit häufigsten Gelenkerkrankungen und beschreibt einen über den üblichen Alterungsprozess hinausgehenden Gelenkverschleiß. Auch wenn meistens das Kniegelenk betroffen ist, kann die Erkrankung alle Gelenke, so auch die am Fuß, ergreifen. Nicht immer ist die Ursache für die Ausbildung einer Arthrose klar. Neben angeborenen Fehlstellungen und Stoffwechseldefekten kommen erworbene Fehlstellungen, beispielsweise nach nicht korrekt geheilten Verletzungen, als Ursachen in Betracht. Immer wiederkehrende Entzündungen eines Gelenks (Arthritis), aber auch die erhöhte Beanspruchung der Gelenke, Übergewicht und Bewegungsarmut tragen zur Entwicklung dieses Krankheitsbildes bei. Unabhängig von der Ursache kommt es zunächst am betroffenen Gelenk zu einem Knorpelschaden, später können sich die Läsionen dann auch auf den umgebenden Knochen ausweiten.

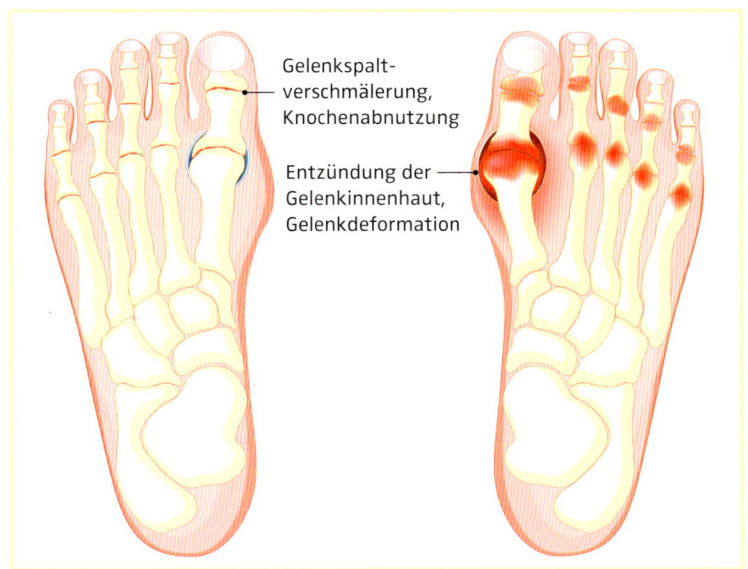

Gelenkspalt-
verschmälerung,
Knochenabnutzung

Entzündung der
Gelenkinnenhaut,
Gelenkdeformation

Links Fuß mit
Osteoarthritis, rechts
Fuß mit rheumatischer Arthritis.

Viele ältere Menschen sind von Arthrose betroffen.

Viele Menschen im Rentenalter sind von einer Arthrose betroffen, erfreulicherweise kann diese aber ohne nennenswerte Symptome und Einschränkungen verlaufen. Manche Patienten jedoch leiden unter Schmerzen, insbesondere zu Beginn einer Belastung des jeweiligen Gelenkes. Entwickeln sich im Verlauf der Erkrankung Ergüsse im Gelenk oder auch Verformungen, bilden diese die Grundlage der Symptome.

Um die Diagnose zu sichern, wird der Arzt neben der klinischen Untersuchung ein bildgebendes Verfahren anordnen (Röntgen, Magnetresonanztomografie MRT oder Computertomografie CT) und gegebenenfalls zu einer Gelenkspiegelung (Arthroskopie) raten. Diese hat den Vorteil, dass man zeitgleich mit der Befunderhebung bei Bedarf auch gleich das Gelenk sanieren kann.

Behandlung

Als Therapie stehen medikamentöse, nicht-medikamentöse und operative Verfahren zur Verfügung. Bei der medikamentösen Therapie kommen schmerzlindernde, knorpelaufbauende und den Knorpelabbau hemmende Medikamente zum Einsatz. Eine nicht ganz unerhebliche Anzahl an Nebenwirkungen gilt es hierbei allerdings zu bedenken. Daher sollte der primäre therapeutische Weg über die nicht-medikamentöse Therapie gehen. Denn eine ganz wesentliche Bedeutung im Krankheitsverlauf hat die positive Lebensstilintervention: Mehr Bewegung, auch unter physiotherapeutischer Anleitung, Krafttraining und gegebenenfalls eine Gewichtsreduktion bewirken hier eine signifikante Besserung. Auch unterstützende Maßnahmen wie Unterarmgehstützen oder Produkte aus der Orthopädietechnik, wie beispielsweise Pufferabsätze oder Entlastungsorthesen, können zu einer Besserung des Beschwerdebildes beitragen.

Die operative Versorgung richtet sich nach dem betroffenen Gelenk und dem Ausmaß des Gelenksschadens. Neben kleineren

Eingriffen mit Gelenkspülung und dem Abtragen von mechanischen Irritationen können größere Eingriffe am Gelenk mit Knorpeltransplantation, Umstellung der knöchernen Gelenkteile bis hin zu einer Versteifung des Gelenkes oder einem künstlichen Gelenkersatz notwendig werden.

Sehr interessant ist eine Metastudie aus dem Jahr 2008, die herausgefunden hat, dass sich auch durch Placeboverfahren, also die Behandlung mit Scheinmedikamenten, die Symptome hinsichtlich Schmerz, Gelenksteifigkeit und subjektiver Beweglichkeit ganz eindeutig verbessern lassen. Und das ganz ohne Nebenwirkungen!

Neurologische Fußerkrankungen

Zu den neurologischen Erkrankungen im Bereich des Fußes gehören neben dem diabetischen Fuß insbesondere Formen der Nerveneinklemmung sowie nicht eindeutig klassifizierbare Erkrankungen wie das Raynaud-Syndrom.

Mortonneuralgie

Die Mortonneuralgie (Morton-Interdigitalneuralgie, Mortonneurom) beschreibt eine Einengung, manchmal auch Verdickung der Nerven unter der Fußsohle mit zunächst pelzigem Gefühl oder auch einem Fremdkörpergefühl, gefolgt von stechenden Schmerzen in diesem Bereich. Ursächlich ist eine chronisch mechanische Reizung. So wird auch das Tragen zu enger Schuhe oder High Heels häufig mit diesem Krankheitsbild in Verbindung gebracht. Aber auch ein Spreizfuß kann zu einer Mortonneuralgie führen. Zur Diagnosestellung prüft der Arzt, ob sich die Beschwerden durch beidseitigen Druck auf den Vorfuß auslösen lassen. Zudem schaut er mittels Ultraschall oder MRT nach einer eventuellen Nervenverdickung (Neurom).

!

Eine Mortonneuralgie entsteht meist durch eine chronische mechanische Reizung.

Nervenschmerzen im Fuß können durch das richtige Schuhwerk vermieden werden.

Behandlung

Neben der Wahl eines geeigneten Schuhwerkes und einer individuell gefertigten Schuheinlage kann lokal ein Schmerzmittel eingesetzt werden. Sollte ein Spreizfuß vorliegen, sollten tägliche Fußübungen (Seite 97) mit in die Behandlung einfließen. Helfen diese Maßnahmen nicht, die Schmerzen zu beseitigen, muss das Neurom durch eine Operation beseitigt werden.

Tarsaltunnelsyndrom

Vergleichbar mit dem bekannteren Karpaltunnelsyndrom an der Hand, wird bei dem Tarsaltunnelsyndrom der *Nervus tibiales* im Bereich des Innenknöchels eingeengt. Ursachen dafür können Entzündungen, Verletzungen oder auch ein schlechter venöser Rückstrom in diesem Bereich sein. Das Leitsymptom ist vor allem der nächtliche Schmerz, begleitet von einem Kribbeln oder Taubheitsgefühl der Fußsohle und Zehen. Um die Diagnose zu sichern, kann der Arzt die Nervenleitgeschwindigkeit prüfen, ein Röntgenbild oder MRT anordnen.

Behandlung

Therapeutisch kommt neben der Ursachenbeseitigung mit eventuell medikamentöser Therapie in erster Linie die Einlagenversorgung zum Tragen. Eine Operation zur Entlastung des Nervus tibialis ist nur in seltenen Fällen notwendig. Wenn doch, ist anschließend von einer Rehabilitationsphase von einem halben Jahr auszugehen. Dennoch sollte das Tarsaltunnelsyndrom konsequent und vor dem Eintreten von Muskelschwächen (eine Muskelschwäche könnte beispielsweise dazu führen, dass das Gaspedal im Auto nicht mehr richtig getreten werden kann) behandelt werden, um bleibende Schäden und damit Funktionseinschränkungen des Fußes zu vermeiden.

Raynaud-Syndrom

Das Raynaud-Syndrom wurde 1862 zuerst von dem französischen Medizinstudenten Maurice Raynaud im Rahmen seiner Doktorarbeit beschrieben. Es beruht auf einem Gefäßspasmus (Vasokonstriktion) – also einer plötzlich auftretenden Durchblutungsstörung –, ausgelöst durch Kälte oder psychischen Stress. Es betrifft insbesondere die Finger, aber auch die Zehen oder Brustwarzen bei stillenden Frauen können betroffen sein. Unterschieden wird eine primäre Form von einer sekundären Form, ausgelöst durch andere Erkrankungen, wie beispielsweise der Sklerodermie (eine rheumatische Autoimmunerkrankung) oder auch durch Medikamente. Während bei der primären Form beide Extremitäten betroffen sind, tritt das Phänomen bei der sekundären Form meist nur einseitig auf.

Nach einem initialen Weißwerden der betroffenen Extremitäten (durch die Blutarmut) färben sich die Areale zunächst blau (durch den entstandenen Sauerstoffmangel) und dann rot (es erfolgt ein reaktiv vermehrter Blutfluss). Daher wird die Erkrankung auch manchmal Trikolorephänomen genannt. Die Beschwerden halten circa 30 Minuten an und gehen in der Regel über leichte Missempfindungen nicht hinaus, nur teilweise werden Schmerzen angegeben.

Frauen sind viermal häufiger vom Raynaud-Syndrom betroffen als Männer.

Behandlung

Therapeutisch kommt, neben einer Vermeidung zu starker Kälteexposition, das Erlernen von stresslösenden Mechanismen zum Einsatz. Erst wenn diese Maßnahmen nicht greifen, wird eine medikamentöse Therapie hinzugezogen, die aus gefäßerweiternden Substanzen besteht. Wird eine Operation notwendig, werden beispielsweise die Nerven blockiert, die für die Gefäßverengung zuständig sind. Erfreulicherweise reichen aber in den meisten Fällen die rein konservativen Maßnahmen aus.

Erkrankungen der Haut und Zehennägel

Erkrankungen der Haut am Fuß und der Zehennägel sind häufig, bleiben aber leider auch ebenso häufig über einen langen Zeitraum unbehandelt. Die Scheu, zum Arzt zu gehen, oder einfach eine gewisse Unachtsamkeit den eigenen Füßen gegenüber, lassen viele Patienten so lange warten, bis sie unter großen Schmerzen leiden oder sich barfuß nicht mehr in die Öffentlichkeit wagen.

Fuß- und Nagelpilz

In der Regel weiß sich unsere Haut gut gegen Pilze zu wehren. Ist die Haut allerdings verletzt oder unser Immunsystem geschwächt, besteht dieser Schutzwall leider nur noch unzureichend. Und schon können die Pilze eindringen, sich ausbreiten und vermehren. Wichtig ist hier die unmittelbare und konsequente Behandlung, um den Befall möglichst einzudämmen und die Pilzerkrankung schnell wieder loszuwerden.

Dass Sie an Fußpilz *(Tinea pedis)* erkrankt sind, können Sie leicht selber feststellen beziehungsweise haben Sie vielleicht sogar schon einmal erlebt: Die Haut beginnt zu jucken, die Hornhaut verdickt sich und fällt in Schuppen ab. Achtung: Diese abgefallenen Hautschuppen können auch nach Tagen noch andere Menschen infizieren!

Etwa jeder dritte Erwachsene in Deutschland ist von Fußpilz betroffen. Besonders die Zehenzwischenräume sind befallen, denn bei mangelnder Gründlichkeit beim Abtrocknen der Füße bildet sich hier ein feuchtwarmes Klima, welches die Pilze lieben. In schweren Fällen breitet sich die Pilzerkrankung aber auch auf Fußsohle und -rücken aus.

Der Nagelpilz *(Onychomykose)* ist ein gerade bei Sportlern, aber auch bei Berufsgruppen, die aus Schutzgründen den ganzen Tag viel mit geschlossenen Schuhen laufen oder viel tragen müs-

!

Fußpilz gehört zu den am weitesten verbreiteten Infektionskrankheiten.

sen, ein weiteres häufig auftretendes Krankheitsbild. In den meisten Fällen werden die Zehen und das umgebende Gewebe durch zu hohen Druck geschädigt und das feuchtwarme Klima in den Arbeits- oder Sportschuhen erledigt dann den Rest. Der vom Pilz betroffene Nagel verfärbt und verdickt sich, teilweise fängt er auch an zu splittern.

Aber wo kommen die Pilze her? Die verantwortlichen kleinen Biester verbreiten sich gerne über die abgefallenen Hautschuppen von bereits erkrankten Personen. Auf diese trifft man besonders dort, wo viele Menschen barfuß laufen, also in Schwimmbädern, Gemeinschaftsduschen und Saunen, aber auch auf Teppichen, beispielsweise in Hotelzimmern. Das Tragen von Badelatschen oder Hausschuhen kann also schon wesentlich zur Vermeidung dieser Erkrankung beitragen.

Pilze verbreiten sich gerne über die abgefallenen Hautschuppen von bereits erkrankten Personen.

Behandlung

Ist es dann aber doch zu einer Erkrankung gekommen, hilft die Anwendung von antimykotischen Cremes oder im Falle des Nagelpilzes auch eines antimykotischen Nagellackes. In einigen Fällen ist eine systemische Anwendung in Form von Tabletten notwendig. Konsequent und frühzeitig behandelt, heilen aber beide Pilzformen in der Regel gut aus, wobei die Behandlung des Nagelpilzes etwas langwieriger ist. Ganz wichtig, begleitend zur medikamentösen Therapie, ist das Einhalten von Hygienestandards, also: kein Handtuch-Sharing, kein Barfußlaufen im Schwimmbad, in der Sauna oder im Hotelzimmer. Auch ein täglicher Tausch der Socken und das Vermeiden von synthetischen Stoffen sind Pflicht.

Es gilt zudem darauf zu achten, dass die Schuhe ausreichend Zeit zum Trocknen haben und regelmäßig desinfiziert werden. Auch sollte – zumindest über den Zeitraum einer Pilzbehandlung – sämtliche Wäsche mit einem desinfizierenden Waschmittelzusatz gewaschen oder gekocht werden, denn die Pilze überleben ansonsten einen 30-Grad-Waschgang und können sich so auf die ganze Kleidung ausbreiten. Fazit: Pilzerkrankungen sind sehr ansteckend, Sie sollten also darauf achten, Ihre Mitmenschen nicht anzustecken.

Hühnerauge

Bei einem Hühnerauge *(Clavus)* handelt es sich um eine Hornhautschwiele, die sich bei chronisch hohem Druck meist dort an den Zehen entwickelt, wo der Knochen ein wenig hervorragt.

Behandlung

Die Versorgung sieht Einlagen und Abpolsterungen vor, gelegentlich muss auch ein schmerzhafter, nach innen gerichteter Sporn des Hühnerauges mit einem Skalpell entfernt werden. Dies sollte jedoch von einem Fachmann, dem Podologen, durchgeführt werden. Was Sie selber machen können, ist ein warmes Fußbad, um anschließend die Haut um den Sporn herum zu entfernen. Dieser wird dann mit einer salicylsäurehaltigen Lösung betupft. Und wieder einmal gilt: Vermieden werden kann das Auftreten von Hühneraugen durch richtiges, gut sitzendes Schuhwerk. Außerdem durch Barfußlaufen, sooft es die Gegebenheiten hergeben.

Hühneraugen lassen sich durch gut sitzendes Schuhwerk vermeiden.

Dornwarze

Anders als beim Hühnerauge entsteht die Dornwarze *(Verruca plantares,* auch Stechwarze genannt) nicht durch mechanischen Druck, sondern durch Viren. Bestimmte Typen des Humanen Papillomavirus (HPV) dringen über kleine Verletzungen der Haut ein und lassen dann die Warzen entstehen – meistens an der Fußsohle oder Ferse. Da durch ihre Lage unter dem Fuß ein großer Druck auf sie wirkt, können sie kaum nach außen wachsen. Es bildet sich aber ein nach innen gerichteter Dorn, der in aller Regel große Schmerzen beim Gehen oder Stehen verursacht. Unbe-

Dornwarzen sind hoch ansteckend. Ein weiterer Grund, sie konsequent zu behandeln.

handelt kann es daher in der Folge einer vermeintlich harmlosen Warze zu Fußfehlstellungen bis hin zu Gangstörungen, Knie- und Hüftproblemen kommen. Diese Probleme entstehen einfach aus der Schonhaltung heraus, die eingenommen wird, um die betroffene Stelle zu entlasten.

Behandlung

Bis zur vollständigen Abheilung sind Besuche im Schwimmbad tabu. Das Handtuch sollte nach jedem Duschen gewechselt (und keinesfalls von anderen mitbenutzt) werden. Und es empfiehlt sich, die Wäsche zusätzlich zum normalen Waschmittel mit einem desinfizierenden Waschzusatz zu waschen, zumindest dann, wenn nur niedrige Temperaturen gewählt werden. Viele vergessen diesen wichtigen Schritt, und dadurch, dass Pilze und Viren beim Waschen nicht vollständig abgetötet werden, kommt es immer wieder zu einer Reinfektion.

Die häufig sehr langwierige Behandlung beim Profi besteht aus dem Aufweichen und Abtragen der Hornschicht mit anschließendem Auftragen einer Säurelösung. Aber auch andere Verfahren, wie das Aufbringen extremer Kälte (Kryotherapie) oder Wärme (mittels Laserstrahl), finden Verwendung. Ein Nachteil hierbei, insbesondere der Hitzebehandlung, ist das mögliche Auftreten von Narben. Wie bei vielen viralen Erkrankungen bleibt es aber unmöglich, das Virus vollständig zu entfernen. So kann es immer wieder zu einem erneuten Auftreten der Warze kommen, insbesondere in Phasen, wenn unser Immunsystem geschwächt ist.

Eingewachsener Zehennagel

Der eingewachsene Zehennagel *(Unguis incarnatus)* – kleine Stelle, große Probleme. Er tut nicht nur sehr weh, sondern kann auch zu unschönen Entzündungen führen, die den Heilungsverlauf deutlich verzögern. Am häufigsten ist der Nagel des großen Zehs be-

Durch das Schwitzen weicht die umgebende Haut auf und erleichtert so das Einwachsen der Nägel.

troffen, aber auch alle übrigen Zehen – und natürlich auch Fingernägel – können in das Nagelbett einwachsen. Ursachen sind ein unsachgemäßes Schneiden der Nägel (zu oval, so dass die Ränder leicht einwachsen), zu enges Schuhwerk oder starkes Schwitzen an den Füßen.

Behandlung

Um den eingewachsenen Zehennagel und das entzündete Gewebe zu behandeln, stehen einige konservative Maßnahmen zur Verfügung. Manchmal hilft aber leider nur das operative Entfernen des eingewachsenen Nagels und der Haut drum herum. Sollte ein operativer Eingriff gewählt werden, fällt ein besonderes Augenmerk auf die Nachbehandlungsphase: Hier ist es ganz wichtig, dass Sie regelmäßig schauen, ob der Nagel nicht wieder einwächst und die Entzündung auch wirklich gut abheilt.

An konservativen Behandlungsmöglichkeiten seien das Aufbringen eines entlastenden Pflasters beziehungsweise Tapes, die Verwendung entzündungshemmender Salben sowie das Aufbringen einer Nagelspange erwähnt. Insbesondere Letzteres sollte aber auf jeden Fall von einem Fachmann durchgeführt werden. Eine Nagelspange funktioniert wie eine Klammer: Sie wird an den Rändern und in der Mitte des Nagels befestigt und sorgt – ähnlich einer Zahnspange – durch steten Zug auf den Nagel dafür, dass er in einer ganz neuen, besseren Form weiterwächst. Die Methode ist effektiv, aber auch sehr zeitaufwendig: Gerechnet werden muss hier mit einer Behandlungsdauer von mehreren Monaten bis hin zu einem Jahr.

Blasen und Blutblasen

Ursache für lästige Blasen am Fuß sind in der Regel ein punktueller Druck oder stetige Reibung, womit wir wieder einmal auch bei falschem und zu engem Schuhwerk angekommen sind.

Behandlung

Aufmachen oder Finger weg von Blasen an den Füßen oder Blutblasen unter den Nägeln? Experten raten ganz klar dazu, wenn es
irgendwie geht, die Blase intakt zu lassen. Denn ansonsten können
Keime in die verletzen Areale eindringen und eine noch größere
Entzündung bedingen. Ist die Blase erst einmal ausgetrocknet,
reist die oberste Hautschicht zwar auch meist ein, aber bis dahin
haben sich darunter bereits wieder schützende Schichten gebildet.

Um die Schmerzen möglichst gering zu halten, gibt es spezielle
Blasenpflaster oder auch Schaumstoffmatten in der Apotheke, die
um die Blase herumgelegt und dann mit einem normalen Pflaster
fixiert werden, um den schmerzhaften Bereich abzupolstern.

Sollte es sich nicht vermeiden lassen, die Blase zu öffnen oder
ist sie gleich von selber aufgegangen, muss unbedingt auf eine
gute desinfizierende Wundversorgung geachtet werden. Wichtig:
Das Eröffnen der Blasen darf nur mit einer sterilen Nadel durchgeführt werden. Blutblasen unter den Zehennägeln bedürfen
eventuell einer Entlastung, auch dies sollte jedoch von einem
Arzt beziehungsweise Fachmann übernommen werden. Dieser
sticht dann mit einer sterilen Nadel ein Loch durch den Zehennagel in die Blutblase, sodass der Druck entweichen kann. Somit
kann unter Umständen ein Ablösen des Nagels vermieden werden.

Ein guter Rat, um die Entstehung von Blasen zu vermeiden:
Muten Sie sich mit neuen Schuhen nicht gleich allzu große Strecken zu. Zwar sollte der neue Schuh im Idealfall so gut sitzen,
dass es überhaupt nicht zu der Entstehung von Blasen kommt,
dennoch ist es sehr empfehlenswert, gerade Wanderschuhe oder
Sportschuhe, beispielsweise für einen Laufwettkampf, erst einmal
im „kleinen Einsatz" zu testen und einzulaufen. Bitte denken Sie
dabei daran, dass auch die Socken eine entscheidende Rolle bei
der Entstehung von Blasen spielen können, daher sollten Sie diese gleich mittesten.

!

Blasen am Fuß
können durch
spezielle Pflaster
von Druck entlastet
werden.

Verletzungen mit Folgen

> **!**
>
> Es ist wichtig, die Verletzung konsequent ausheilen zu lassen, damit es nicht zu lebenslangen Schäden kommt.

Es muss nicht immer der Sprung von einer Skisprungrampe sein, der einen Knochen zum Brechen bringt. Eine kurze Unachtsamkeit wie den Bordstein übersehen reicht manchmal schon aus, um sich teilweise schwerwiegende Verletzungen am Fuß zuzuziehen. Und dann kann es leider unter Umständen zu einer monatelangen Beeinträchtigung der Belastbarkeit kommen, bis alles wieder richtig verheilt ist.

Jede Sportart oder Freizeitbeschäftigung hat ihre eigenen Tücken und somit auch eigene Verletzungsmuster. Während beim Fußballer direkte Verletzungen an Sprung- und Kniegelenken durch den Gegnerkontakt im Vordergrund stehen, kommt es bei Tänzern beispielsweise eher zu Umknicktraumata und Ermüdungsbrüchen. Bei den Verletzungen am Fuß durch Sport gilt es generell, die Verletzungen durch ein unmittelbares Trauma wie einen Sturz von denen durch Fehl- oder Überbelastungen zu unterscheiden. Die gute Nachricht: Letztere sind in der Regel gut vermeidbar.

Gelenkkapsel

Ähnlich wie Probleme mit der Muskulatur sind Verletzungen des Kapselapparates im Sport sehr häufig und noch dazu extrem schmerzhaft. Das ist auf die in der Kapsel liegenden freien Nervenendigungen zurückzuführen. Ursächlich sind Stürze oder größere Krafteinwirkungen, besonders häufig sind die Gelenkkapseln von Sprung- und Kniegelenk betroffen, beispielsweise wenn ein Fußballer einen Tritt auf das Sprunggelenk bekommt oder der Wanderer umknickt. Insbesondere Hand- oder Volleyballer ziehen sich aber auch Kapselrisse an den Fingern zu. Wird die Gelenkkapsel verletzt, kann es begleitend zu Einblutungen in das Gelenk kommen. Die typischen Symptome einer Kapselverletzung sind Schmerz, Rötung, Schwellung und Bewegungseinschränkung. Häufig ist auch der umliegende Band- und Muskelapparat mitverletzt.

Behandlung

Zur Behandlung wird das PECH-Schema (siehe Kasten) empfohlen, in einigen Fällen wird eine Punktion zur Entlastung des Gelenkes notwendig. Die Heilungsdauer beträgt in der Regel bis zu sechs Wochen. Diese Zeit sollte aber unbedingt eingehalten werden, denn die Gefahr einer schlecht ausgeheilten Kapsel-/Bandverletzung ist die Ausbildung einer posttraumatischen Arthrose und damit gegebenenfalls eine lebenslange Bewegungseinschränkung.

Akutbehandlung von Sportverletzungen nach dem PECH-Schema

P – Pause

E – Eis

C – Kompression

H – Hochlagern

Bandverletzungen

Bänder gehören neben den Muskeln und Sehnen zu unserem Halteapparat. Sie verbinden die Knochen untereinander und gewährleisten somit eine Bandführung und eine Erhöhung der Stabilität. Insbesondere durch Verletzungen im Sport können sie überdehnen oder sogar reißen. Bandverletzungen des Sprunggelenkes sind im Sport keine Seltenheit. Vor allem Ball- und Sprungsportarten weisen eine vermehrte Verletzungsrate auf. Von besonderer klinischer Bedeutung ist hier eine Verletzung des lateralen, also des seitlichen Bandapparates. Die Außenbandruptur (lateinisch ruptura: reißen) entsteht durch ein Umknicken des gestreckten Fußes nach außen oben (Supinationstrauma),

!

Ein Bänderriss ereignet sich meist beim Umknicken oder Verdrehen des Fußes.

meist durch Tritt auf einen Ball, einen gegnerischen Fuß oder eine Unebenheit im Boden. Auch Ermüdung kann eine Rolle spielen.

Bei einer Verletzung des Innenbandes knickt der Fuß, in nach außen gedrehter und innen gekippter Position, um (Pronationstrauma). Diese Verletzung ist seltener als die Außenbandruptur. Wenn es jedoch geschieht, liegen meist auch ein Bruch des Außenknöchels und ein Riss der Syndesmose, der bindegewebigen Verbindung der knöchernen Struktur vor. Eine isolierte Ruptur der Syndesmose ist sehr selten. Dennoch ist auch das Erkennen dieser seltenen Variante von großer Bedeutung, denn unbehandelt kann es als Komplikation zu einer Arthroseentwicklung und Instabilität des Sprunggelenkes kommen. Die Symptome sind Schmerz, Rötung und Schwellung. Der Arzt testet zudem, ob eine Instabilität des lateralen oberen Sprunggelenkes vorliegt, indem er überprüft, ob sich der zu den Fußwurzelknochen gehörende Talus vorschieben oder kippen lässt. Liegt keine Instabilität vor, ist nur von einer Zerrung auszugehen. Bei einer frischen Ruptur ist die Stabilität gemindert.

Behandlung

Eine Behandlung der Bandverletzung ist in jedem Fall ratsam, da es unbehandelt oder schlecht ausgeheilt zu viel mehr verbleibenden Symptomen kommt. Ob die Behandlung rein konservativ erfolgt oder eine operative Versorgung stattfinden muss, wird individuell entschieden und hängt mitunter vom Heilungsverlauf ab. Begleitet wird jede dieser Behandlungsmethoden von einer funktionellen Therapie. Nicht ratsam ist die Ruhigstellung durch einen Gips.

Eine Trainingspause von vier bis zwölf Wochen ist, je nach Schweregrad der Bandverletzung, notwendig. Beim aufbauenden Krafttraining sollte das geschädigte Gelenk zunächst von einer Bandage oder einem Tapeverband unterstützt werden. Auch ein

Propriozeptives Training, das heißt eine neuromuskuläre Stabilisierung, ist unbedingt in den Rehabilitationsprozess mit einzugliedern. Sollten nach sechs Monaten immer noch Schmerzen und eine Instabilität vorliegen, muss das Behandlungskonzept überdacht und gegebenenfalls doch eine initial für nicht notwendig erachtete Operation in Betracht gezogen werden.

Gradeinteilung der Bänderverletzungen am Sprunggelenk
Grad I: Bänderdehnung mit nur leichtem Funktionsverlust ohne mechanische Gelenkinstabilität
Grad II: teilweise Bandruptur mit leicht eingeschränkter Gelenkbeweglichkeit und -stabilität
Grad III: vollständige Bandruptur mit Funktionsverlust und Gelenkinstabilität

Achillessehne

Verletzungen in diesem Bereich können akut auftreten oder chronisch sein, die Struktur kann reißen oder sich entzünden. Wichtig ist neben einer konsequenten Behandlung durch einen erfahrenen Sportorthopäden und Physiotherapeuten die Korrektur von Trainingsfehlern im Vorfeld.

Achillessehnenruptur und Teilruptur

Obwohl die Achillessehne fingerdick ist, kann sie tatsächlich reißen. Das klingt dann in etwa wie ein Peitschenschlag. Aber auch Teilrupturen kommen vor. Ursächlich für das Ein- oder Durchreißen dieser starken Sehne können unter anderem spontane Richtungswechsel, der Aufschlag beim Tennis, der Absprung beim Hochsprung, ein übertriebenes Training oder ein zu plötzlicher und intensiver Wiedereinstieg nach Inaktivität sein. Insbesondere ehemals gut trainierte Sportler, die vielleicht aus beruflichen oder privaten Gründen eine längere Sportpause eingelegt haben und dann gleich wieder in ihr altes Trainingsprogramm einsteigen wollen, sind gefährdet.

Neben von außen einwirkenden Faktoren können aber auch innere Ursachen zu einer Verletzungsanfälligkeit führen. Dazu gehört ein höheres Lebensalter, Fehlstellungen der Gelenke, ein Ungleichgewicht sowie eine Steifigkeit der Muskeln. Ein geeignetes Schuhwerk kann helfen, diese Verletzungen zu vermeiden.

Eine vollständige Ruptur der Achillessehne ist eine der häufigsten Sehnenverletzungen im Sport. Männer sind deutlich häufiger betroffen als Frauen. Die Gefahr eines Risses nimmt aber auch mit steigendem Lebensalter zu. Nach einem relativ kurzen, starken Schmerz beim eigentlichen Reißen der Achillessehne steht im Anschluss die funktionelle Beeinträchtigung im Vordergrund. Ein normales Gehen ist auf der betroffenen Seite nicht

! Eine der häufigsten Sehnenverletzungen im Sport: die Ruptur der Achillessehne.

Verletzungen der Achillessehne.

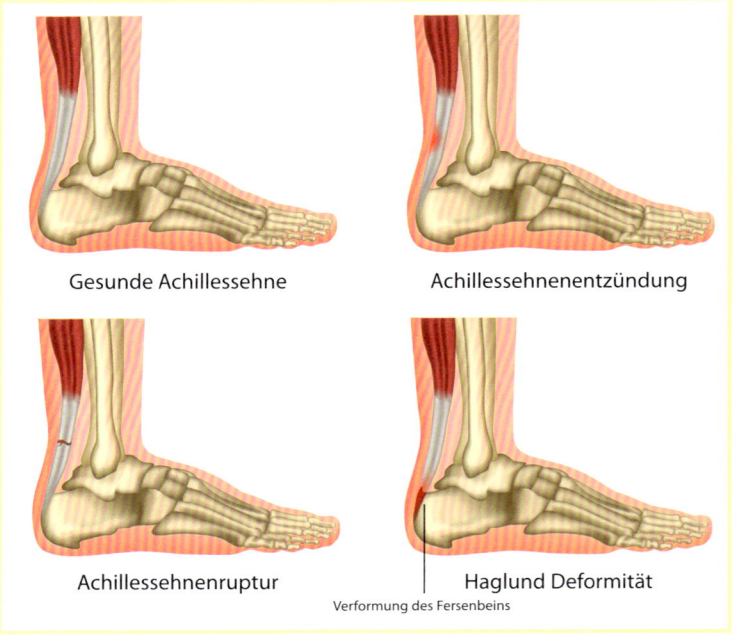

Gesunde Achillessehne

Achillessehnenentzündung

Achillessehnenruptur

Haglund Deformität

Verformung des Fersenbeins

mehr möglich: Bei der Untersuchung stellt der Arzt fest (beim sogenannten Test nach Thompson), dass es bei Druck auf die seitliche Wade (das Knie liegt auf und der Fuß hängt frei) nicht mehr zu einer Plantarflexion des Fußes kommt (Beugung des Fußes oder der Zehen in Richtung der Fußsohle). Und auch der Einbeinzehenstand ist nicht mehr möglich. Der klinische Befund ist meist so eindeutig, dass er zur Diagnosestellung ausreicht. Bildgebende Verfahren (Sonografie oder MRT) sind aber ergänzend und zur Wahl der Behandlungsstrategie sinnvoll.

Behandlung

Obwohl bei einer vollständigen Ruptur auch eine konservative Therapie, also eine Ruhigstellung per Gips, in einigen Fällen möglich ist, wird insbesondere bei Sportlern in der Regel zu einer Operation geraten. Dies verringert zum einen die Wahrscheinlichkeit eines erneuten Reißens und ermöglicht darüber hinaus einen schnelleren Wiedereinstieg in den Sport. Die derzeit beste Behandlungsmethode ist hier die minimalinvasive, perkutane (durch die Haut) Operationstechnik, denn im Vergleich zur offenen Rekonstruktion besteht hier eine deutlich geringere Wundinfektionsrate. Doch auch wenn der Fuß bereits einige Tage nach einer Operation unter Aufsicht wieder bewegt und leicht belastet werden darf, dauert es drei bis vier Monate, bis der Sport wieder vollständig betrieben werden kann. Bei einer konservativen Behandlung hingegen dauert es neun bis zwölf Monate.

Die Behandlung einer Teilruptur ist ähnlich, der Heilungsverlauf jedoch schneller. Operationen sind seltener notwendig: Hier können konservative Therapiemaßnahmen helfen, wie zum Beispiel das Tragen spezieller Schuhe (der Fuß wird dabei in leichter Spitzstellung gehalten). Mindestens ebenso akribisch wie bei einer vollständigen Ruptur sollte jedoch auf eine vollständige Heilung und gute physiotherapeutische Begleitung geachtet werden, um Folgeschäden und eine Chronifizierung zu vermeiden. In je-

!

Hilfreich sind Schuheinlagen mit einer Absatzerhöhung von einem Zentimeter.

dem Fall gehören beide Verletzungsformen in die Hände eines erfahrenen Arztes und Physiotherapeuten. Auch der Trainer sollte gegebenenfalls in die Behandlung mit einbezogen werden, um auch mögliche Überlastungen in der Zukunft zu vermeiden.

Entzündungen der Achillessehne

Die Achillessehne selbst ist nicht so häufig von Entzündungen betroffen wie das sie umgebende Gewebe. Akute Entzündungen sind gut und recht schnell behandelbar, chronische hingegen stellen ein großes Problem dar und sollten daher unbedingt vermieden werden. Die Entzündung kündigt sich, wie im Grunde alle Entzündungen, mit Schmerz, Rötung und Schwellung an. Betroffen sind insbesondere Sporteinsteiger, die das Training gleich übertreiben. Aber auch schlechtes Schuhwerk, ein Wechsel des Untergrundes oder Trainingsfehler können selbst bei erfahrenen Sportlern zu Entzündungen in diesem Bereich führen. Neben der Sehnenscheide der Achillessehne (Peritendinitis) ist auch der Schleimbeutel über dem Fersenbein (Bursa) anfällig für Entzündungen, man spricht dann von einer Bursitis.

Behandlung

Das Vorgehen ist immer gleich: Empfohlen wird eine Pause vom Sport mit einer kühlenden und eventuell entzündungshemmenden Therapie. Für diesen Bereich gibt es neben den schulmedizinischen Medikamenten zudem schöne Produkte aus der Naturheilkunde (Seite 120). Hilfreich kann auch eine Schuheinlage mit einer Erhöhung im Bereich der Ferse um einen Zentimeter sein: Das entlastet die Achillessehne. Wenn möglich sollte in der Akutphase ein hinten offener Schuh getragen werden. Ist das nicht möglich, eignet sich auch ein Schaumstoffring zum Abpolstern im Bereich des Schleimbeutels. Nur in seltenen Fällen und bei Entstehung eines Knochensporns wird der Arzt Ihnen zu einer Operation raten müssen.

Brüche und Ermüdungsbrüche

Während Knochenbrüche (Frakturen) in aller Regel durch ein akutes Trauma im Bereich des Sprunggelenkes entstehen, lassen sich Ermüdungsbrüche (Stressfrakturen) auf eine zu hohe Dauerbelastung – meist in Kombination mit einer Fehlernährung – zurückführen und sind eher im Mittelfußbereich angesiedelt. Auch die Symptome unterscheiden sich ein wenig: Kommt es bei einer spontanen Fraktur zu einem plötzlich auftretenden, stechenden Schmerz, kündigen sich Ermüdungsbrüche mit schleichenden Schmerzen im Bereich der Fraktur an. Darüber hinaus kann der Bereich gerötet und geschwollen sein.

Zur Vermeidung von Frakturen im Sport stehen die üblichen Schutzmaßnahmen zur Verfügung: korrekte Hilfestellung, intaktes Trainingsgerät und angemessene Kleidung sowie Gefahrenabwägung. Der Schutz vor Ermüdungsbrüchen klingt sehr einfach – keine zu hohen Belastungen, ausreichend Regeneration und eine ausgewogene Ernährung. Dennoch ist genau das in der Sportlerpraxis häufig ein schwieriges Problem. Denn wer bekommt überhaupt einen Ermüdungsbruch durch Sport? Das sind häufig sehr (über-)motivierte Athleten, die mit zu wenig Wissen zu viel Training absolvieren. Leider sieht man hinter der Fassade „Sport ist doch gesund" in den Extrembereichen aber immer wieder auch die Kompensation teilweise schwerwiegender privater Probleme oder Traumata, da es mitunter für den Sportler nicht so einfach ist, mal eben sein Training zu reduzieren, denn das ist ja in diesem Fall sein Ventil, seine „Therapie". Darum ist die Betreuung durch erfahrene Sportmediziner hier so besonders wichtig.

> **!**
>
> Ermüdungsbrüche sind oft Folge von Dauerbelastung und Fehlernährung.

Behandlung

Neben der medizinischen Versorgung des Ermüdungsbruches bedarf es einer eingehenden Trainingsanalyse und -beratung. Darüber hinaus muss die Ernährung fachgerecht beurteilt und optimiert werden. Als dritten Punkt gilt es dann, gegebenenfalls die

Ursache für die Flucht in zu viel Sport herauszufinden. Hier hilft in der Regel ein Psychotherapeut oder Psychologe.

Diese Form der Ermüdungsbrüche findet man übrigens häufig bei Läufern und Triathleten. Eine weitere Gefahrengruppe sind Athleten in Sportarten mit Gewichtsklassen (z. B. Judo), dort wo ein sehr geringes Körpergewicht aus ästhetischen Gründen erwünscht ist (z. B. Ballett) oder aber einen Vorteil bringt (z. B. Skispringen). Mädchen und Frauen sind hier besonders gefährdet.

Sprunggelenksfrakturen

!

Sie treten häufig bei Ballsportarten auf: Sprunggelenksfrakturen.

Bei den Sprunggelenksfrakturen unterscheidet man Luxationsbrüche – das heißt, die Frakturenden der Knochen sind gegeneinander verschoben – von Stauchungsbrüchen (Pilon tibial-Fraktur), bei denen die Gelenkfläche zertrümmert ist. Häufig sind auch die Bandstrukturen mit beschädigt. Luxationsfrakturen sind häufiger und entstehen durch Torsionskräfte, die aus Verdrehung und durch Biegekräfte resultieren. Ein typischer Unfallhergang wäre zum Beispiel der Sturz mit Umknicken und Verdrehen des Fußes. Beim Sturz aus großer Höhe kommt es dann eher zu einer Stauchungsfraktur. Zur Einteilung der Brüche hat sich die Klassifikation nach Weber bewährt: Sie berücksichtigt auch die Mitverletzung der Syndesmose, also der bindegewebigen Knochenverbindung zwischen Schienbein und Wadenbein, dies hat eine hohe therapeutische Relevanz.

Die Fraktur wird begleitet von einem starken Schmerz und einer Schwellung, eine Verschiebung der Knochenenden ist meist sichtbar oder zumindest tastbar. Gelegentlich liegt sogar ein offener Bruch vor. Damit ist gemeint, dass ein Teil des Knochens durch die Haut sticht. Gesichert wird die Diagnose durch ein Röntgenbild.

Behandlung

An erster Stelle der Therapie steht die möglichst umgehende Reposition der Luxationsstellung. Anschließend wird, außer bei sicher unverschobenen Brüchen (Typ Weber A oder B), häufig operiert. Eine komplette Wiederherstellung des Sprunggelenkes ist unbedingt notwendig, um später Arthrose zu vermeiden. Sowohl bei der konservativen Behandlung als auch nach einer Operation wird der Fuß in der Regel sechs Wochen lang ruhiggestellt und darf nur minimal belastet werden. Auf eine Thromboseprophylaxe ist unbedingt zu achten. Im Anschluss an die Ruhigstellung folgt dann eine Behandlung beim Physiotherapeuten.

Fersenschmerz und Fersensporn

Beim Krankheitsbild des Fersenschmerzsyndroms *(Fasciitis plantaris)* handelt es sich um eine Entzündung der Sehnenplatte der Fußsohle, meist im Bereich ihres Ansatzes am Fersenbein. Die Sehnenplatte ist Bestandteil des Fußlängsgewölbes und verbindet die Fußwurzel- mit den Mittelfußknochen und Zehengrundgelenken. Auch wenn das Fersenschmerzsyndrom typischerweise bei sehr aktiven Sportlern – vor allem bei Läufern – auftritt, kann es auch den Nichtsportler treffen. Es entsteht in der Folge von Verletzungen, bei degenerativen, also abbauenden Prozessen oder durch zu starke Belastung.

Nicht immer, allerdings sehr häufig, ist das Schmerzsyndrom mit einem Fersensporn vergesellschaftet, von dem Frauen häufiger betroffen sind als Männer. Der typische Schmerz, bedingt durch einen Nervenengpass, ist an der Innenseite der Ferse und beginnt schleichend. Zunächst tritt er nur am Anfang einer Belastung auf, um sich dann im Verlauf wieder zu bessern. Erst im Laufe der Zeit entwickelt sich ein Dauerschmerz, der eine Belastung unmöglich macht oder zumindest erschwert.

Die Diagnose kann anhand des klinischen Befundes gestellt werden. Wichtig sind jedoch gleichzeitig der Ausschluss einer

> [!]
> Für einen Fersensporn liegt der Altersgipfel zwischen 40 und 50 Jahren.

eventuell vorliegenden Stressfraktur, einem krankhaften Zurück-
gang des plantaren Fettgewebes und einer Entzündung unter
dem Fersenbein *(subcalcaneare Bursitis)*. Daher kommen auch
bildgebende Verfahren wie das Röntgen, der Ultraschall oder
MRT zum Einsatz. Auch eine Blutuntersuchung kann weiterfüh-
rend sein.

Behandlung

Als Therapieoption steht neben kortisonhaltigen Salben und dem
Anlegen einer Nachtschiene (sie hält das Sprunggelenk in Streck-
stellung und verringert so den morgendlichen Schmerz) auch die
Einlagenversorgung in Kombination mit gezielten Dehnübungen
zur Verfügung. Letztere sind sehr effektiv und sollten auf jeden

Fersensporn (Ent-
zündung der
Sehnenplatte der
Fußsohle).

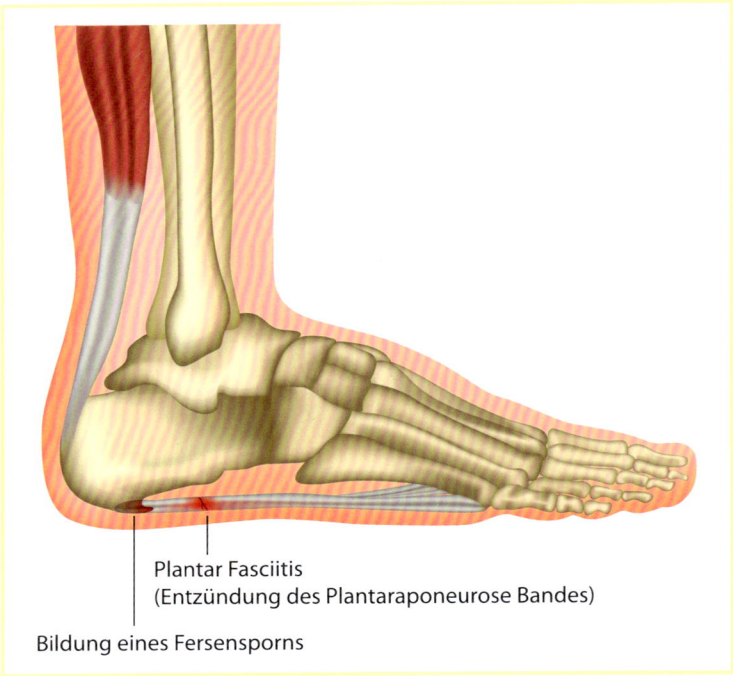

Plantar Fasciitis
(Entzündung des Plantaraponeurose Bandes)

Bildung eines Fersensporns

Fall in das Therapiekonzept mit einfließen. Die Dehnübungen lassen sich nach einer kurzen Einweisung gut alleine durchführen und sollten dreimal täglich absolviert werden.

Ist der Sport verantwortlich für die Erkrankung, muss auch das Training überprüft und gegebenenfalls angepasst werden. Erst wenn alle konservativen Maßnahmen nicht geholfen haben, kommt eine Operation mit Einkerbung der Faszie zum Einsatz. Der Heilungsverlauf ist leider sehr langwierig und zum Teil auch frustrierend, weil es schnell zu einer Chronifizierung der Beschwerden kommen kann.

Interview: Der Fuß aus Sicht der Sportorthopädie

Dr. med. Maren Pachutani ist als Fachärztin für Orthopädie und Unfallchirurgie mit dem Schwerpunkt Sportmedizin als Oberärztin am Gemeinschaftskrankenhaus Bonn tätig. Sie betreut seit vielen Jahren Athleten des Landessportbundes und des Olympiastützpunktes Rheinland. Als ehemalig selbst erfolgreiche moderne Fünfkämpferin begleitet sie als Verbandsärztin die Nationalmannschaft der modernen Fünfkämpfer regelmäßig zu internationalen Wettkämpfen bis hin zu den Olympischen Spielen.

Welche Beschwerdebilder siehst du in deiner täglichen Praxis am häufigsten?
Akute und chronische Überlastungsprobleme verschiedenster Art und Weise. Das Spektrum umfasst beispielsweise Sehnenüberlastungs- und Nervenengpasssyndrome sowie Ermüdungsbrüche. Der klassische Außenbandriss und Brüche im Bereich des Sprunggelenkes oder Fußes gehören mit zu den häufigen Freizeitunfällen. Auch unvollständig oder in Fehlstellung ausgeheilte Verletzungen können ursächlich für Beschwerden bleiben.

Was ist der größte Fehler hinsichtlich unserer Fußgesundheit?

Unser nicht artgerechter Lebensstil. An vielen Gegebenheiten können wir sicher nicht so einfach etwas ändern: berufliche und familiäre Anforderungen, körperliche Voraussetzungen … Aber Übergewicht und Bewegungsmangel, modernes Schuhwerk und Absätze sind genauso Wegbereiter für Überlastungsprobleme wie übertriebener sportlicher Ehrgeiz. Im Alltag mit Familie und Beruf noch regelmäßig Sport zu treiben, ist natürlich oft eine echte Herausforderung. Da möchte man in den freien Lücken noch möglichst viel Sport unterbringen und überschreitet womöglich die Belastungsgrenze. Viele starten auch erst mit sportlicher Aktivität oder nehmen diese wieder auf, wenn sich die Alltagsanforderungen etwas beruhigt haben – und überschätzen dann ihre Leistungsfähigkeit. Dann muss plötzlich ein Marathon her. Und der Laufschuh sowie Laufstil müssen auch den aktuellen Empfehlungen angepasst werden, und unkritisch werden Barfußschuhe getragen und Vorfußlaufen über hohe Distanzen ohne fachliche Anleitung durchgeführt. Mit anderen Worten: Auch Sportunfälle durch einen modernen und aktiven Lebensstil, aber mit unzureichenden sportartspezifischen Kenntnissen oder Fähigkeiten, können den Fuß durch ernsthafte Verletzungen dauerhaft schädigen.

Was hältst du grundsätzlich von Einlagen beziehungsweise wann machen sie Sinn?

Wie alles in der Medizin steht und fällt die Qualität einer Behandlung mit der Indikation. Medizinische Einlagen sind in der Regel ja eine passive Korrektur. Das heißt, sie können temporär zur Entlastung überlasteter Strukturen oder auch langfristig bei muskulär nicht mehr zu stabilisierenden Fehlfunktionen durchaus sehr sinnvoll sein. So können nicht korrigierte Fehlfunktionen des Fußes, beispielsweise ein völlig aufgehobenes Quergewölbe oder ein muskulär nicht mehr kompensierbarer Knickfuß vor allem im Kindes- oder Jugendalter, sowohl lokal im Fußbereich zu schmerzhaften Überlastungen führen als auch gravierende Folgen für den ganzen Körper nach sich ziehen.

Andererseits sollte nicht jede Fehlfunktion unkritisch mit Einlagen versorgt werden, denn dann kann der Fuß buchstäblich faul werden. Es sollte stets, auch begleitend zu einer Einlagenversorgung, ein zusätzliches muskuläres Stabilisationstraining durchgeführt werden. Womöglich ist dann die Einlagenversorgung auch gar nicht dauerhaft notwendig. Zumindest wirkt ein derartiges Training einem Fortschreiten der Fehlstellung entgegen und ist auch als Verletzungsprophylaxe zu sehen. Allgemein gesprochen sollten notwendige korrigierende Einlagen langsam eingewöhnt und regelmäßig erneuert werden, insbesondere am wachsenden Fuß.

Ein abschließender Rat ...

... ist, dass ein pauschaler Rat hinterfragt werden sollte! Menschen sind sehr verschieden in Bezug auf körperliche Voraussetzungen, Belastbarkeit, Trainingszustand, Lebensumstände, Vorschädigungen, Disziplin, Ehrgeiz. Wenn sich also jemand dazu entschließt, ein sportliches Training neu aufzunehmen, zu intensivieren oder eine Trainingstechnik zu verändern, empfiehlt es sich, sich zuvor von jemandem mit der entsprechenden Expertise untersuchen und beraten zu lassen. Bei bereits manifesten Beschwerden sollten die selbst eingeleiteten Therapiemaßnahmen spätestens bei Misserfolg nach zwei bis drei Wochen einem entsprechenden Spezialisten vorgestellt werden, um Folgeschäden zu vermeiden. Ansonsten haben diese – nicht wirklich neuen – Weisheiten eine Daseinsberechtigung: „Wer rastet, der rostet" und „Die Dosis macht das Gift".

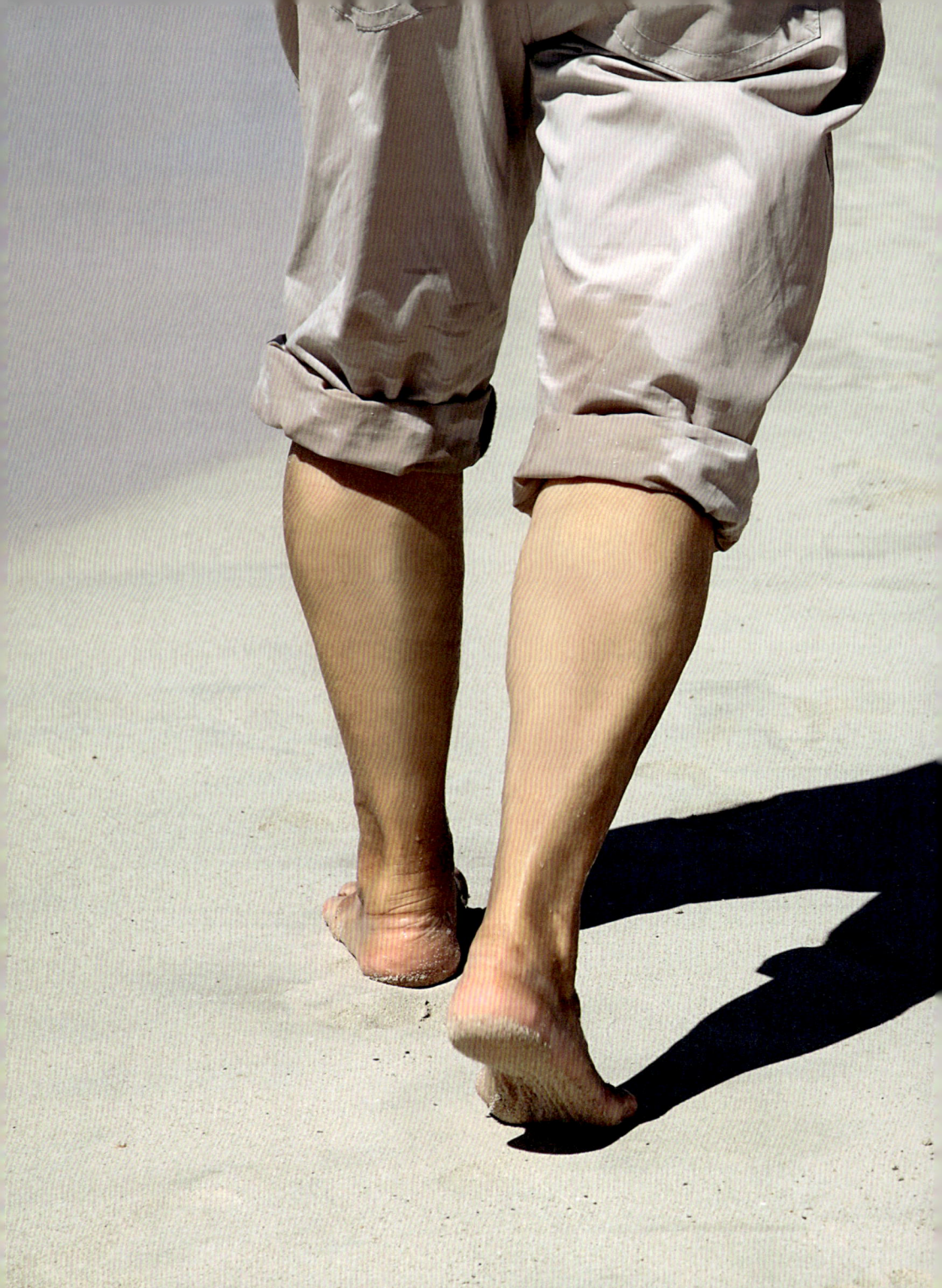

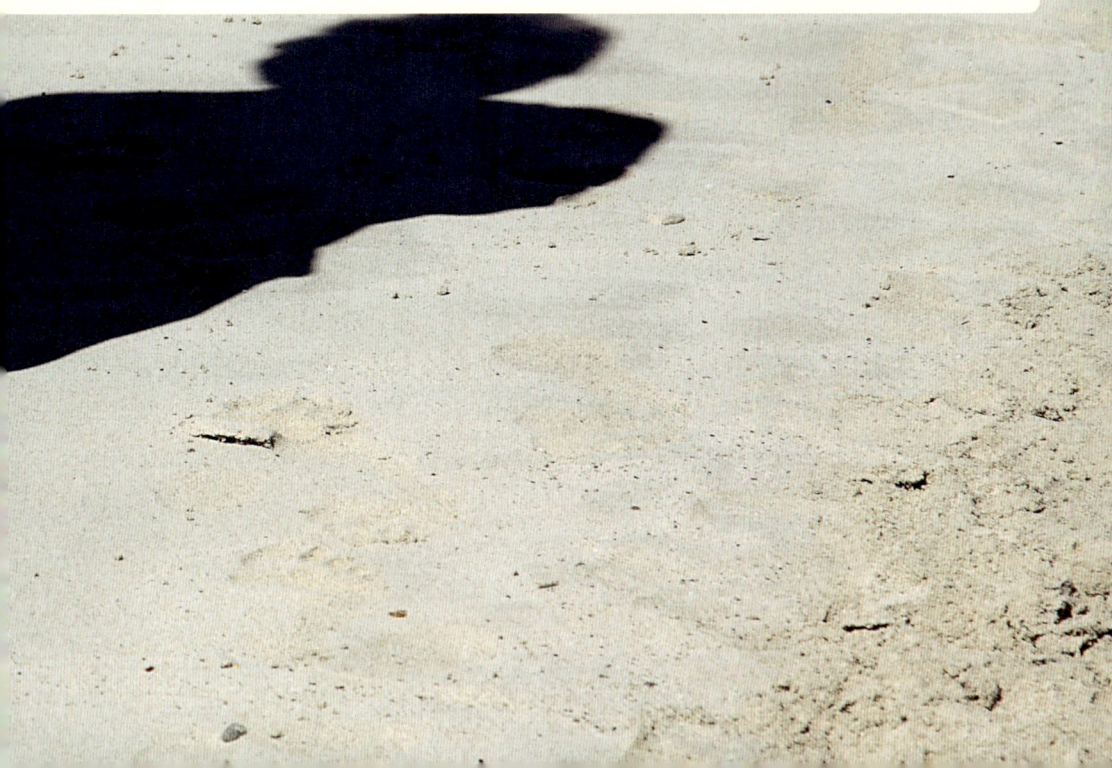

ENDLICH WIEDER GUT ZU FUSS!

Ist der Fuß einmal geschädigt oder verletzt, muss das in den seltensten Fällen so bleiben. In diesem Kapitel möchte ich Ihnen einen Überblick darüber geben, was es für tolle Behandlungsmöglichkeiten gibt. Wir schauen uns die moderne Medizin und die Physiotherapie an, lernen, was jeder selbst für seine Fußgesundheit machen kann und lassen auch den ganzheitlichen Ansatz nicht außer Acht, denn: Auch die Natur bietet eine ganze Menge Möglichkeiten, gegen die Beschwerden erfolgreich vorzugehen.

Zu jeder Erkrankung eine Lösung

Wir haben das große Glück, in einem Land der Maximalversorgung zu leben. Es gibt fast nichts, bei dem die moderne Medizin, unterstützt von Physiotherapeuten, Chiropraktikern, der Pharmakologie und vielen anderen, nicht weiterhelfen kann. Aber es geht auch anders, wenn es trotz guter Vorsorge und einem gesunden Lebensstil zu Fußproblemen und Schmerzen kommt: Die Natur hält wunderbare Heilpflanzen für uns bereit, und wir können und sollten wieder lernen, uns selbst zu helfen – je nach individueller Situation natürlich auch ergänzend zu notwendigen medizinischen Maßnahmen. Dabei ist allen voran der Prävention eine ganz besondere Bedeutung beizumessen.

Medizinische Therapien und ergänzende Behandlungen

Wer Beschwerden hat, wird sich meist zuerst bei einem Arzt vorstellen. Dieser entscheidet dann über das weitere Vorgehen – ob eine Operation notwendig ist oder konservativ, also mithilfe von Medikamenten oder physikalischen Maßnahmen, behandelt werden kann. Er wird Sie hinsichtlich der Behandlungsoptionen beraten und Sie gegebenenfalls weiterverweisen.

Die operative Versorgung

In manchen Fällen hilft nichts anderes als eine Operation. Der Grund dafür können Knochenbrüche sein, bei denen die Knochenenden nicht mehr aufeinanderstehen, aber auch Bänderrisse müssen manchmal operativ versorgt werden.

Im Anschluss an die Operation folgt dann meist eine Ruhigstellung und Entlastung, Sie werden in der Regel einige Zeit mit Unterarmstützen laufen müssen. Es kann sein, dass bei der Operation Metallschienen oder Schrauben verbaut wurden, die nach etwa einem Jahr bei einer weiteren Operation wieder entfernt werden müssen. Eine gute Physiotherapie, gleich anschließend

Wenn Sie sich unsicher sind, holen Sie ruhig auch eine zweite Meinung ein.

an die erste Operation – begleitet von eigenen Übungen daheim – ist essenziell für eine vollständige Heilung und für das Wiedererlangen einer guten Belastbarkeit.

Die medikamentöse Versorgung

Insbesondere bei entzündlichen Erkrankungen wird Ihnen der Arzt mit Medikamenten helfen. Sogenannte Antiphlogistika, also Entzündungshemmer, kommen hier zum Einsatz. Auch akute Verletzungen können unterstützend medikamentös versorgt werden, hier stehen meist die Schmerzlinderung und das Abschwellen im Vordergrund. Die verschiedenen Wirkstoffgruppen werden in Form von Tabletten, als Salben oder Gels verordnet.

Der ganzheitliche Ansatz

Beratung und Trainingsempfehlungen durch den Arzt

Auch wenn Ärzte über das Wissen und die Möglichkeiten verfügen, wie man mit Medikamenten behandeln und durch Operationen helfen kann, sollte ein guter Arzt auch nie den ganzheitlichen Ansatz außer Acht lassen. Und genau das macht auch die Sportmedizin: Anstatt einfach nur das Symptom zu behandeln, schauen Sportmediziner ganz genau nach, woher die Beschwerden überhaupt kommen und versuchen dann die Ursache zu therapieren. Der Sportorthopäde ist kein schlechter Arzt, wenn er, statt dem von Ihnen erwarteten Medikament, nachdrücklich dazu rät, jetzt erst einmal die 30 überschüssigen Pfunde loszuwerden. Ganz im Gegenteil, durch den Rat zu einer Lebensstilintervention hin zu mehr Bewegung und gesünderem Essen hilft er Ihnen sehr wahrscheinlich noch weit über das Problem, mit dem Sie zu ihm gekommen sind, hinaus!

!

Ein ganzheitlicher Ansatz kommt gesunden, belastbaren Füßen zugute.

Die Physiotherapie

Die Physiotherapie ist in der Behandlung von Verletzungen des Bewegungsapparates nicht mehr wegzudenken. Durch das hohe anatomische Verständnis und die geführte Bewegungsschulung wird der Heilungs- und Wiederherstellungsprozess durch den Physiotherapeuten maßgeblich vorangetrieben. Die Überweisung erfolgt im Verletzungsfall durch den Arzt und wird dann in der Regel von den Krankenversicherungen getragen. Aber auch als Präventivmaßnahme kann der Gang zu einem Physiotherapeuten sehr sinnvoll sein und wird insbesondere von ambitionierten Sportlern gerne wahrgenommen, auch wenn dann die Kosten meist selbst gedeckt werden müssen.

Folgende Ziele verfolgt die Physiotherapie vorrangig:

- Schmerzreduktion,
- Wiedererlangung der Funktionalität und Stabilität der betroffenen Strukturen,
- Kraftaufbau,
- Behandlung von Bewegungsstörungen (siehe auch manuelle Therapie),
- Lösen von lokal veränderten Weichteilstrukturen und
- Optimierung koordinativer Fähigkeiten.

Die physiotherapeutische Behandlung sollte an mindestens zwei Tagen in der Woche über etwa 30 Minuten erfolgen.

Die manuelle Therapie

Die manuelle Therapie wird meist von Physiotherapeuten oder Sportorthopäden durchgeführt. Ihr vorrangiges Ziel dient der Behandlung von Bewegungsstörungen der Wirbelsäule sowie von Gelenken: Versteifte oder verblockte Gelenkstrukturen werden durch Mobilisation behandelt, aber auch aktive Bewegungsübungen gehören in dieses Behandlungskonzept. Mit dem Ziel der Schmerzlinderung ist die Triggerpunktbehandlung Teil der ma-

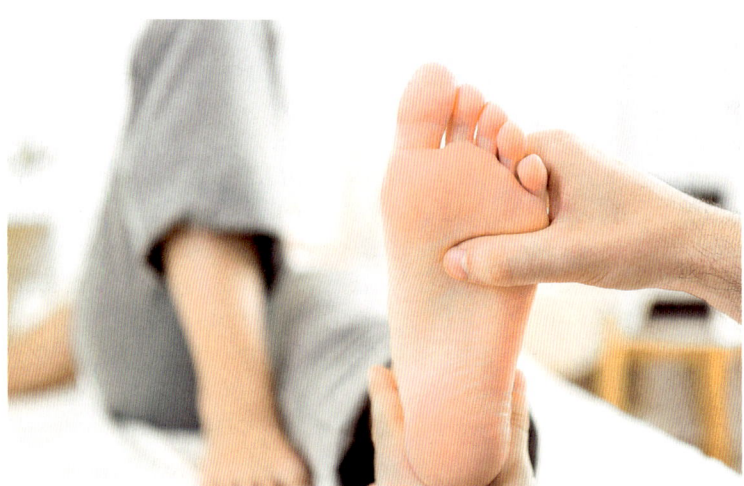

Bei der manuellen Therapie löst der Physiotheraput Verspannungen in der Muskulatur.

nuellen Therapie. Hierbei werden sogenannte Triggerpunkte (Verspannungen in der Muskulatur) durch den Therapeuten in der Muskulatur manuell aufgespürt und durch Druck so lange behandelt, bis sie sich lösen. Ein großer Teil der Schmerzsyndrome lässt sich auf solche Muskelverhärtungen zurückführen – und durch diese Behandlungsform hervorragend bearbeiten. Ein Rückgang der Schmerzen ist unmittelbar bereits während der Behandlung spürbar.

Propriozeptives Training
Gerade nach Verletzungen im Fußbereich kommt dem propriozeptiven Training, auch als sensomotorisches Training bezeichnet, eine ganz besondere Bedeutung zu. Es hilft dabei, die ins Wanken gekommene Orientierung wieder zu verbessern und so erneute Traumata zu vermeiden. Neben unseren Augen zur visuellen Orientierung und unserem Gleichgewichtsorgan im Innenohr helfen uns nämlich sogenannte Propriozeptoren – kleinste Zellen in Muskeln, Sehnen, Bändern, Gelenken und der Haut – dabei, unsere Stellung in der Umgebung wahrzunehmen.

Propriozeption beschreibt die sensible Wahrnehmung des Körpers im Raum.

Zuständig für die Tiefensensibilität erfüllen sie die Bereiche Stellungs-, Bewegungs- und Kraftsinn. Erst durch diese Sinne wird es uns möglich, auch mit geschlossenen Augen und ohne andere sensorische Signale, beispielsweise die Stellung unserer Gelenke zueinander, wahrzunehmen, die benötigte Muskelkraft entsprechend den Anforderungen zu dosieren und auch zu erfühlen, in welche Richtung wir uns gerade bewegen. Durch diese Eigenschaften werden die Gelenke geschützt und stabilisiert, in der Fachsprache: Es liegt eine hohe Propriozeption vor. Die Reflexe sowie die neuromuskuläre Aktivität arbeiten gut, und es besteht ein hoher Schutz gegen Verletzungen durch etwa Umknicken. Besonders nach einer Verletzung im Bereich des Muskel-/Kapsel-/Bandapparates jedoch ist dieser eigentlich so effektive

Propriozeptives Training: Übungsbeispiele

Sollte es bei einer dieser Übungen in verletzten Bereichen zu Schmerzen kommen, bitte die Übung abbrechen und Ihren Arzt oder Physiotherapeuten um Rat fragen.

Übung 1: Stellen Sie sich zunächst mit beiden Beinen auf einen etwas nachgiebigen Untergrund. Das kann ein gefaltetes Handtuch oder Kissen sein. Erhöhen Sie dann stufenweise die Schwierigkeit, indem Sie die Augen schließen und dann versuchen, auf einem Bein zu stehen.

Übung 2: Wenn Sie mit der ersten Übung in allen Schwierigkeitsgraden keine Probleme mehr haben, kommt jetzt die Koordination hinzu: Versuchen Sie einbeinig stehend (Knie leicht gebeugt) mit der rechten Hand den linken Fuß zu erreichen und umgekehrt.

Übung 3: Wenn auch die zweite Übung kein Problem mehr darstellt, können Sie langsam in die Bewegung übergehen und dann zum Beispiel durch einen unebenen Untergrund oder zusätzliches Barfußlaufen die Propriozeption weiter verbessern. Auch leichte Sprünge, die auf dem verletzten Fuß gelandet werden und durch diesen ausgeglichen werden müssen, sind jetzt wieder erlaubt.

Schutz herabgesetzt. Dann heißt es, ihn genauso wiederaufzu-
bauen wie auch die sichtbar verletzten Strukturen.

Da ein propriozeptives Training jedoch auf einer gezielten
Störung des Gleichgewichts beruht, darf es erst nach einer erfolg-
reichen physiotherapeutischen Behandlung und nach dem Wie-
dererreichen der vollen Belastbarkeit durchgeführt werden! Wird
das Training zu früh begonnen, besteht die große Gefahr eines
Rückfalles beziehungsweise eines erneuten Schadens.

Fußreflexzonenmassage

„Wer heilt, hat Recht.“ Dieses in der Medizin gar nicht so selten
verwendete Zitat von Hippokrates, einem griechischen Arzt (460
bis 370 v. Chr.), kann auch in Zusammenhang mit der Fußreflexzonenmassage verwendet werden. Denn obwohl es bislang nicht
durch wissenschaftliche Studien belegt werden konnte, hilft diese Massagetechnik vielen Patienten mit diversen Beschwerdebil-
dern. Und das schon seit vielen Jahrhunderten.

Die heute angewandte Methode der Fußreflexzonentherapie
wurde in dieser Form Anfang des 20. Jahrhunderts von dem ame-
rikanischen Arzt William Fitzgerald begründet. Die Lehre der Reflexzonen geht davon aus, dass sich über die in den Füßen endenden Nervenbahnen der ganze Körper abbilden lässt. Stellt der
Masseur Verhärtungen in einem bestimmten Bereich des Fußes
(oder auch in der Hand) fest, kann er demnach nicht nur Rück-
schlüsse auf das erkrankte Organ ziehen, sondern auch durch Lösen der Verspannung die Selbstheilung des Körpers anregen. Lokal entstehen durch die Massage eine gesteigerte Durchblutung
und eine Verbesserung des Lymphflusses.

Die Anwendungsfelder der Fußreflexzonenmassage sind vielfältig und reichen von chronischen Erkrankungen über Sportverletzungen und Tinnitus bis hin zu Menstruationsbeschwerden, Stress und vielem mehr. Auch wenn hier der Fuß praktisch
nur Mittel zum Zweck ist, wird doch sehr gut deutlich, welche

!

Einsatz und
Wirkung der Fuß-
reflexzonenmas-
sage sind beson-
ders vielfältig.

große Rolle die Fußgesundheit für unser gesamtes Wohlbefinden hat.

Wirkliche Kontraindikationen gegen diese Massageform gibt es nur wenige. Offene Wunden an den Füßen, Pilzbefall oder ein diabetischer Fuß allerdings sprechen gegen eine solche Behandlung. Es wird auch diskutiert, ob es durch diese Massagetechnik zu vorzeitigen Wehen kommen kann, daher wird auch Schwangeren abgeraten. Ein weiterer Ausschlussgrund sind Infektionen, Entzündungen und einige psychiatrische Erkrankungen, wie zum Beispiel Psychosen. Ob sie nun nach wissenschaftlichen Kriterien hilft oder nicht – eine Fußreflexzonenmassage entspannt und wird, richtig angewandt, mit Sicherheit nicht schaden. Und wenn sie dann noch eine Wirkung über die Entspannung hinaus hat, umso besser!

Die Lehre der Reflexzonen geht davon aus, dass sich über die in den Füßen endenden Nervenbahnen der ganze Körper abbilden lässt.

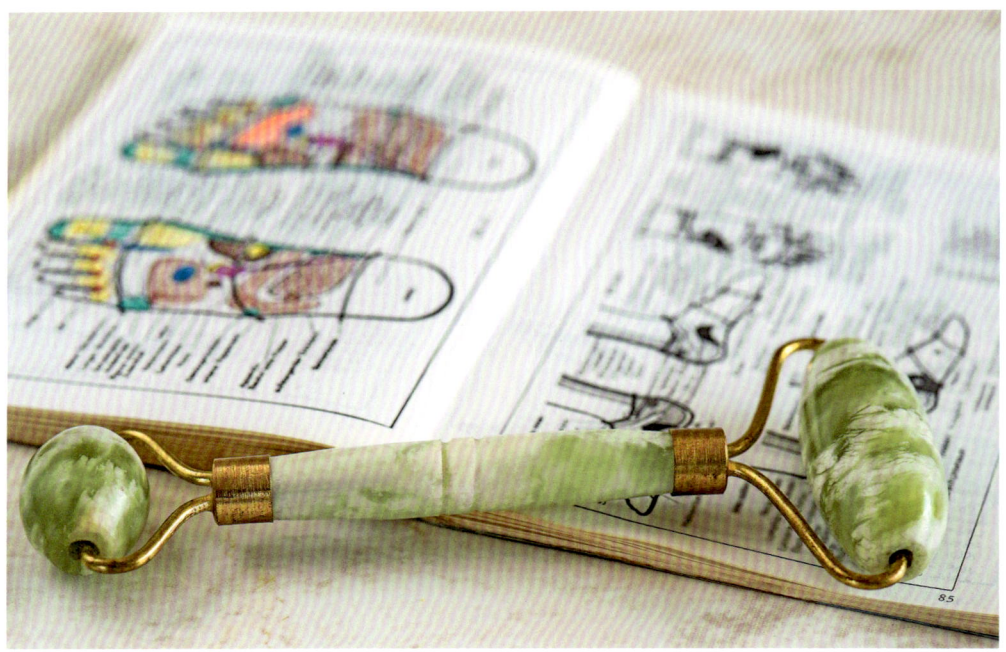

Mit Fußgymnastik punkten

Zugegeben, wenn man das Wort Gymnastik hört, denkt man nicht zu allererst an seine Füße. Aber auch hier, oder besser gesagt gerade hier, sollten diese Übungen nicht vernachlässigt werden. Und das besonders Schöne an der Fußgymnastik ist: Man kann die meisten Übungen sogar ganz unbemerkt im Büro unter dem Schreibtisch durchführen, während man weiterarbeitet. (Gegen eine kleine Denk- und Arbeitspause zugunsten des Fußsportes ist aber auch absolut nichts einzuwenden.) Ebenso natürlich auch im Alltag, wenn einem zum Beispiel die nächsten Treppenstufen begegnen.

Mobilisation

Wer lange unbewegt in einer Position gesessen hat, wie es beispielsweise in einem Büroalltag keine Seltenheit ist, hat vielleicht schon einmal beobachtet, dass sich beim Aufstehen alles erst einmal irgendwie steif anfühlt. Vielleicht knackt es auch beim ersten Durchbewegen. Das (und vieles andere) ist ein guter Grund, die Füße immer wieder zwischendurch zu aktivieren und zu mobilisieren.

Raupe oder Krebs

Bewegen Sie Ihren Fuß von vorne nach hinten und von links nach
rechts durch. Das geht sogar im Schuh, zumindest in denen mit elas-
tischer Sohle. Stellen Sie sich dabei vor, dass Ihr Fuß sich wie eine
Raupe voran bewegt oder eben seitlich wie ein Krebs.

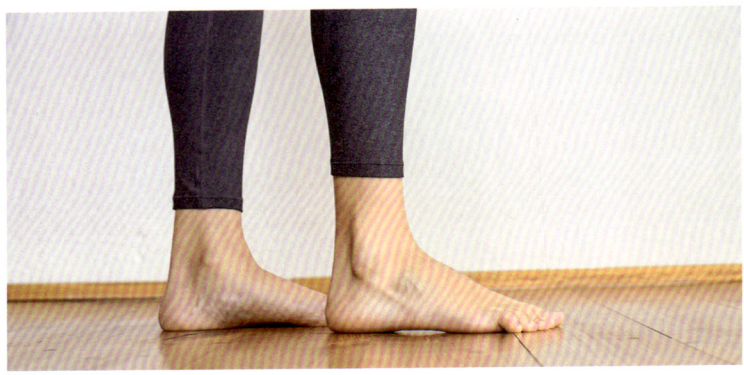

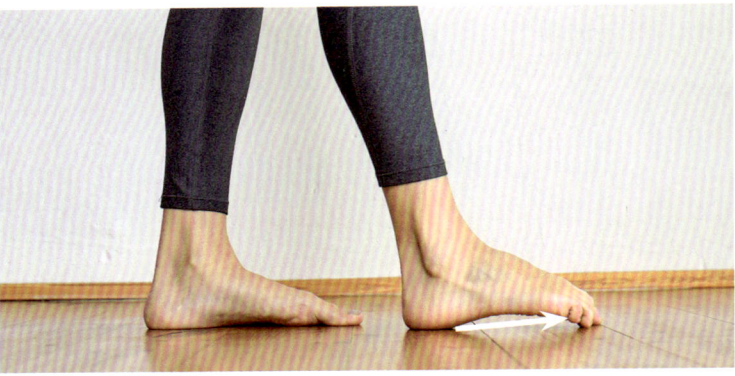

Beweglich im Mittelfuß

Diese Übung eignet sich in Kombination mit einer Fußmassage. Das kann im Alltag zwischendurch oder auch nach einem wohltuenden Fußbad geschehen. Setzen Sie sich entspannt hin. Nehmen Sie einen Fuß in die Hand und verwringen Sie Ferse gegen Ballen. Streichen Sie dabei die Muskulatur unter dem Fuß in Richtung Zehen aus. Entspannt wunderbar und mobilisiert.

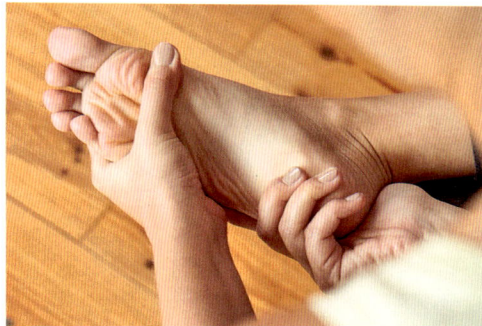

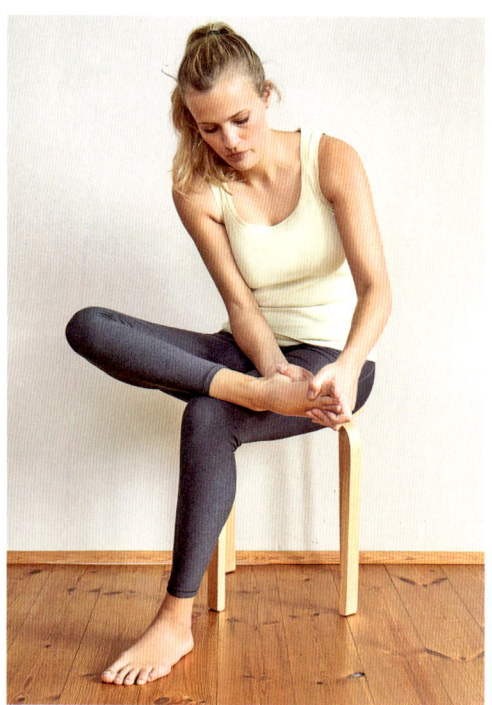

Kräftigung

Ein Krafttraining impliziert für viele ein anstrengendes Training mit Geräten und Gewichten. Das ist aber nur ein kleiner Teil der Möglichkeiten einer effektiven Kräftigung der Muskulatur. Wie gut Sie Ihre Füße nur mit dem eigenen Körpergewicht trainieren können, erfahren Sie hier:

Starke Ballenmuskulatur

Diese Übung ist gut gegen Spreiz- und Plattfüße. Setzen Sie sich entspannt hin. So, dass jedoch ein wenig Gewicht auf dem Fuß bleibt. Die Zehen bleiben gestreckt. Jetzt beugen Sie die Zehengrundgelenke, sodass sich der C-Bogen des Fußes vergrößert – das Längsgewölbe nimmt zu. Halten Sie diese Position einige Sekunden, um dann den Fuß wieder zu entspannen.

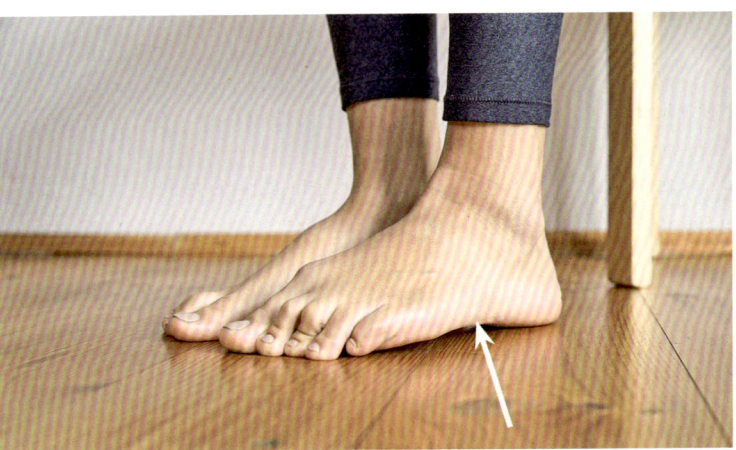

Stiftaufheber

Wieder eine Übung, die man prima zwischendurch auch im Büro durchführen kann. Auch für Kinder absolut geeignet: Sie kräftigt und mobilisiert den Vorfuß. Und sie ist so einfach, wie sie klingt: Versuchen Sie, einen auf dem Boden liegenden Stift (oder was Ihnen sonst gerade heruntergefallen ist) mit den Füßen aufzuheben.

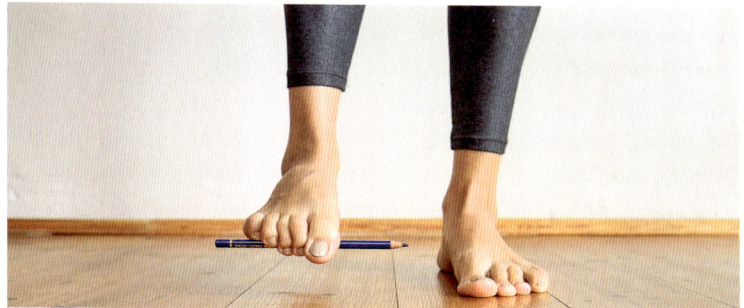

Fußnicker

Eine weitere Übung zur Kräftigung der Fußmuskulatur (und des Unterschenkels), diesmal eher den Fußrist betreffend: Setzen Sie sich wieder entspannt hin und ziehen Sie jeden Fuß zwölfmal mit maximaler Kraft nach oben an (die Zehen nähern sich also dem vorderen Unterschenkel). Nach einer kurzen Pause wiederholen Sie das Ganze, bis Sie insgesamt drei Sätze auf jeder Seite absolviert haben.

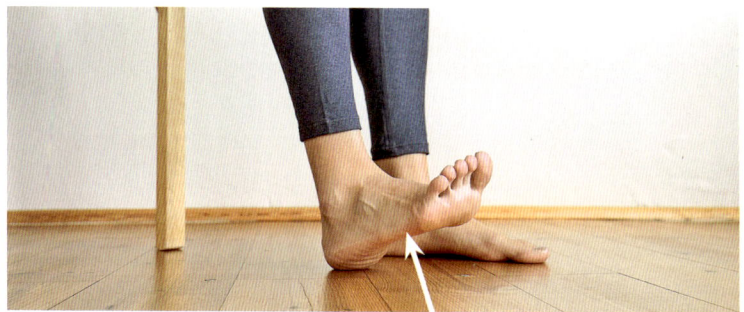

Gleichgewicht trainieren

Obwohl der eigentliche Gleichgewichtssinn im Ohr liegt, haben wir auch in den Füßen jede Menge Nervenzellen, die dem Gehirn vermitteln, wo unsere Extremität sich gerade im Raum befindet. Mit einem propriozeptiven Training können wir unser Gleichgewicht schulen.

Einbeinstand

Eine großartige Gleichgewichtsübung ist der Einbeinstand. Dabei können Sie sich auch von einem Partner leicht schubsen lassen und versuchen, diesen Impuls auszugleichen. Wackeln ist bei dieser Übung ausdrücklich erlaubt und erwünscht! Denn durch die feinen Ausgleichsbewegungen werden gleich noch die kleinen Fußmuskeln mittrainiert.

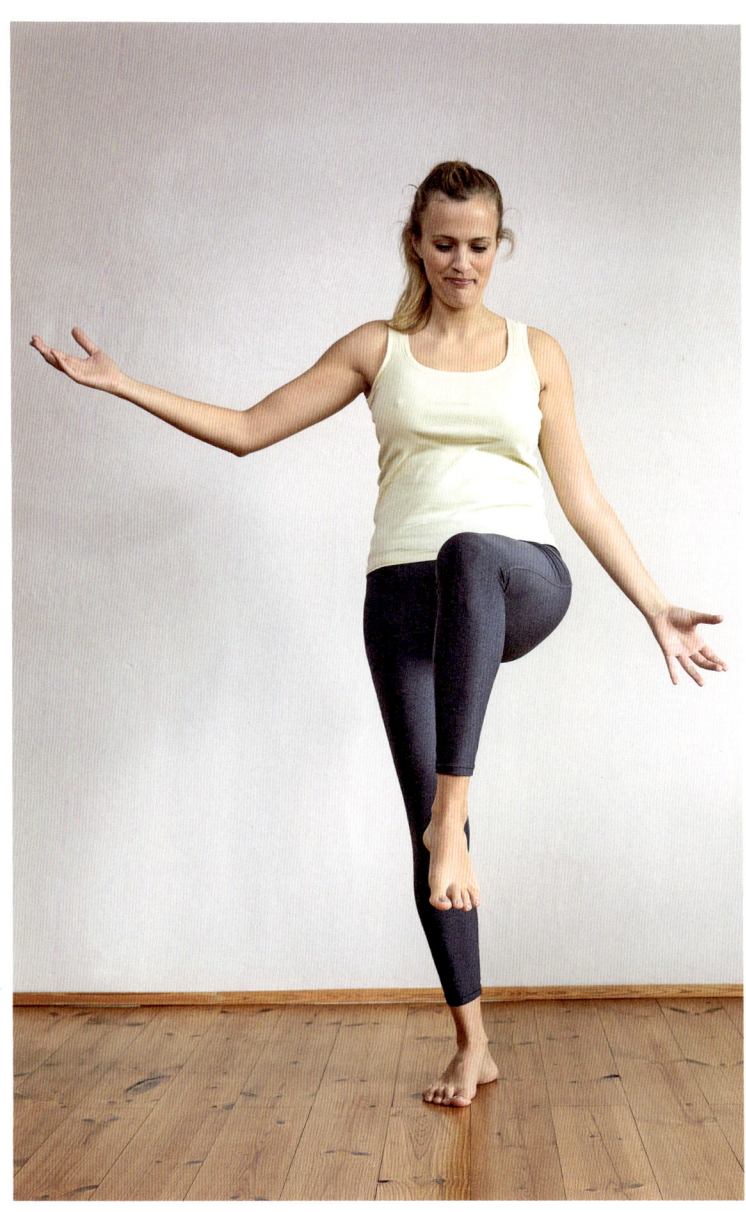

Bewusst den Fußuntergrund spüren – das fördert auch die Stabilität.

Stabilität

Für einen stabilen Stand braucht es Strukturen, die zum einen im Lot stehen, zum anderen aber auch in der Lage sind, die notwendige Kraft zu generieren, um die Position halten zu können. Folgende Übungen können dabei behilflich sein:

Ausrichten der Achillessehne

Dieser Übung kommt insbesondere beim Knickfuß eine besondere Bedeutung zu. Es empfiehlt sich, zumindest beim Erlernen dieser Übung mit einem Partner zu arbeiten, der bei der Korrektur hilft.

Stellen Sie sich barfuß gerade hin. Ihr Partner schaut nun von hinten, ob Ihre Ferse im Lot ist. Also ob die Achillessehne gerade senkrecht über der Ferse ist. Nun gibt Ihnen Ihr Partner Anweisungen, in welche Richtung Sie Ihren Fuß kippen müssen, damit die Fehlstellung ausgeglichen wird. Diese Übung sollte langsam und mit Bedacht durchgeführt werden. Mehrere Wiederholungen sind notwendig. Möchten Sie die Übung alleine durchführen, können Sie dies mithilfe eines großen Spiegels versuchen. Einmal verinnerlicht, können Sie diese Übung auch leicht in den Alltag einbauen, beispielsweise immer, wenn Sie als Fußgänger an einer roten Ampel warten müssen.

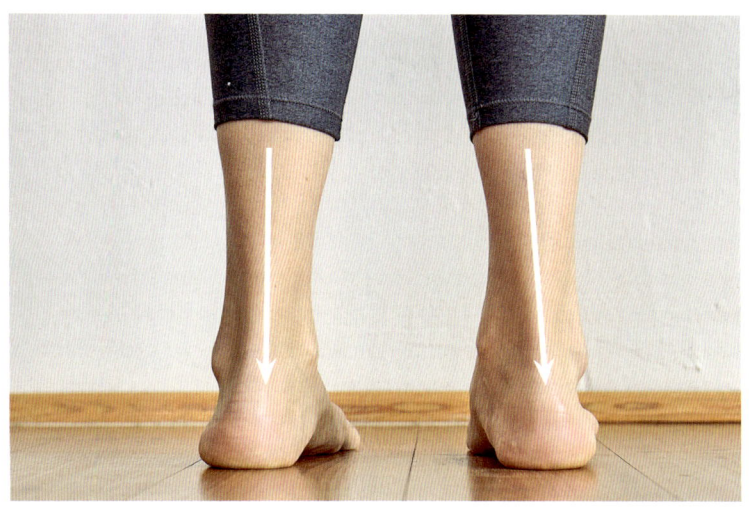

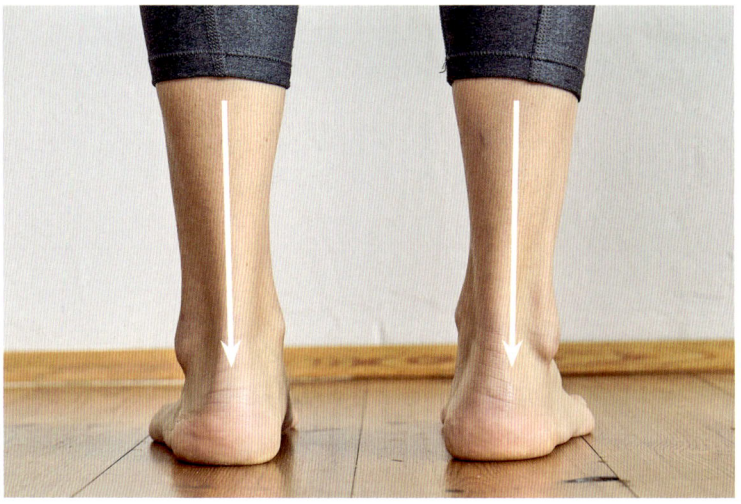

Anker

Bei dieser Übung geht es vor allem um Wahrnehmung und einen festen Stand. Stellen Sie sich einmal dieses Bild vor: Nur weil lange Gräser fest im Boden verankert sind, halten sie den Bewegungen auch bei starkem Wind stand.

Stellen Sie sich jetzt bewusst und gerade hin. Hilfreich ist es, wenn Sie auch die Wirbelsäule möglichst langziehen. Stellen Sie sich vor, dass Sie ein am Hinterkopf befestigtes Gummiband nach vorne oben zieht. Spüren Sie in Ihre Füße hinein. Berühren Sie fest mit Ferse, großer Zehe und Ballen den Boden? Richten Sie Ihr Längsgewölbe auf. Schließen Sie die Augen und atmen Sie bewusst dreimal tief in den Bauch ein.

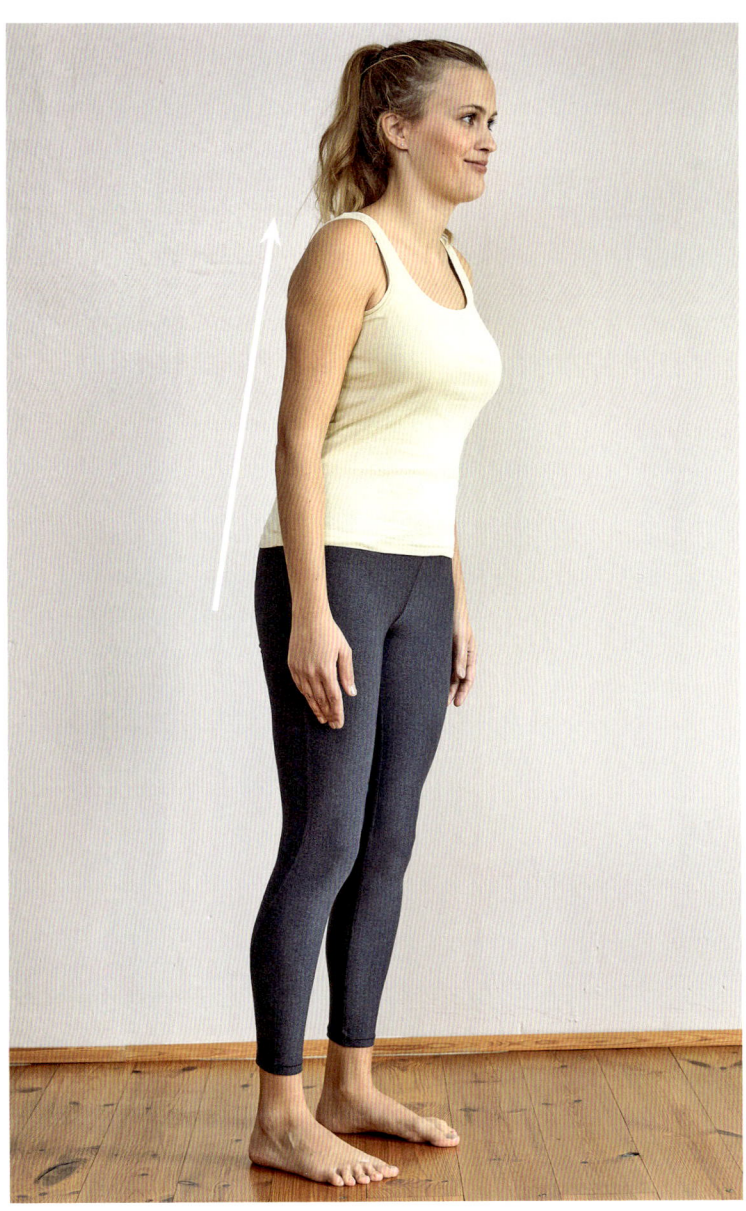

Dehnung

Die Dehnung sollte nicht als Randprogramm eines anderen Trainings verstanden werden, sondern als eigenständige Trainingseinheit, die uns guttut und den Körper vor Verletzungen und den damit verbundenen Schmerzen schützt. Darüber hinaus verbessert das Dehnen die Beweglichkeit und hilft bei der Regeneration. Grundsätzlich gilt, dass Sie sich vor dem Dehnen etwas aufwärmen sollten. Im Fall des Fußdehnens kann das beispielsweise ein kurzes Walken auf der Stelle sein. Achten Sie dabei aber darauf, wirklich den gesamten Fuß bewusst abzurollen.

Die Klassiker

1. Stellen Sie sich barfuß mit dem Gesicht zur Wand auf. Verlagern Sie nun das Gewicht auf ein Bein und setzen Sie den anderen Fuß abwechselnd so auf, dass die Zehen nach vorne und nach hinten gedehnt werden. Werden die Zehen nach hinten gebeugt, sollte auch eine Dehnung auf dem Fußrist zu spüren sein. Halten Sie jede Position für mindestens zehn Sekunden und führen Sie die Übung insgesamt über zwei bis drei Minuten durch.

2. Stellen Sie anschließend bei gleicher Ausgangsposition den Fuß etwas weiter nach hinten, verlagern Sie das Gewicht nach vorne und stützen Sie sich mit ausgetreckten Armen an der Wand vor Ihnen ab. Wenn Sie nun die Übung wiederholen, dehnen Sie zusätzlich gleich Ihre Wadenmuskulatur mit.

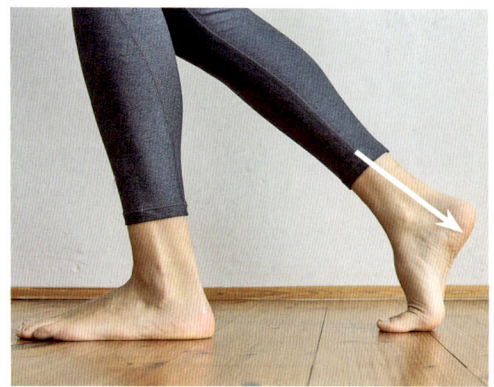
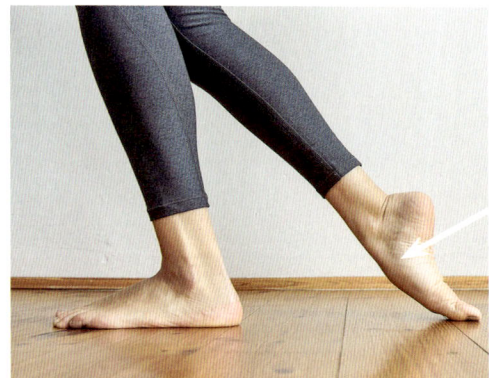

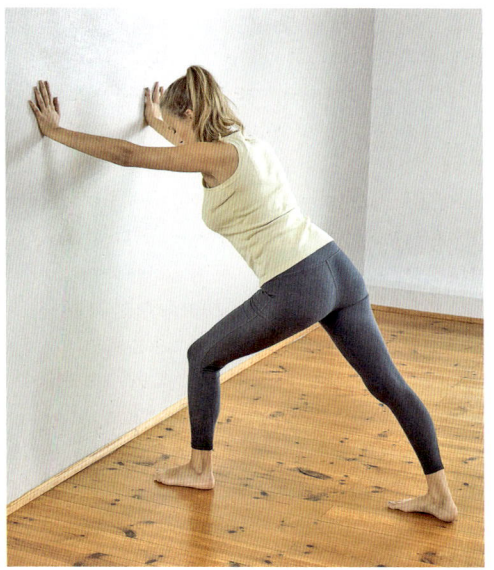
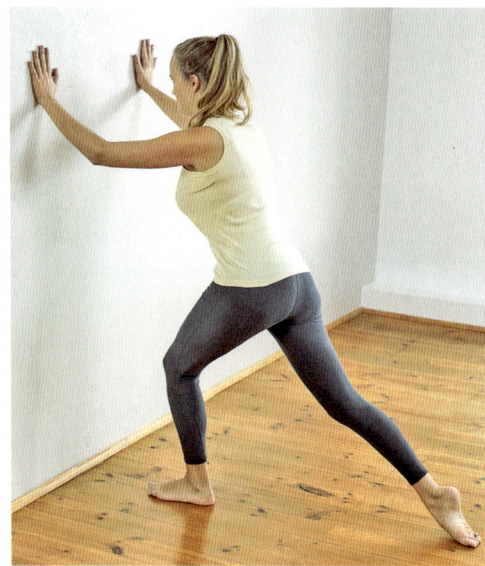

Faszientraining: Dehnung mit Hilfsmitteln

Der Begriff Faszientraining ist in der letzten Zeit in aller (Sportler-) Munde. Das spezielle Training soll die Leistungsfähigkeit steigern und besser vor Sportverletzungen bewahren. Eigenschaften wie verbesserte Kraftentwicklung, erhöhte Mobilität und gesteigerte Elastizität werden dem Faszientraining zugeschrieben. Faszien sind letztlich nichts anderes als Bindegewebe, dünne Häutchen, die sich wie ein Netz durch unseren gesamten Körper ziehen und alles miteinander verbinden. Das Prinzip des Faszientrainings beruht nun auf einer Dehnung dieser Häutchen, auf einer Erhöhung der Elastizität und auf einem optimierten Flüssigkeitstransport. Dieser kann wiederum die Regeneration beschleunigen.

Das Faszientraining wird häufig mit Hilfsmitteln in Form von sehr harten Schaumstoffrollen oder Bällen durchgeführt. Es gibt aber auch Übungen, die ganz ohne Hilfsmittel auskommen. Hier einmal eine Beispielübung für ein Faszientraining mit einer Faszienrolle oder einem Faszienball: Wunderbar dehnend und (wenn man den Schmerz erst einmal überwunden hat) auch entspannend ist das Rollen über einen harten Ball oder eine harte Rolle.

Sie können dabei entweder den Fuß mit der Sohle auf den Ball aufsetzen oder Sie rollen vom vorderen Unterschenkel an über den Fußrücken über eine Rolle. Wenn Sie bei diesen Übungen an eine besonders schmerzempfindliche Stelle kommen, verharren Sie eine Weile genau dort. Ja, auch wenn es wehtut – und dabei eben gerade noch erträglich ist. Sie werden merken, dass sich die betreffende Verspannung nach einiger Zeit löst und es Ihnen anschließend viel besser geht. Selbstverständlich lässt sich diese Übung auch für den Rest des Körpers anwenden.

!

Faszien sind bindegewebige Häutchen, die wie ein Netz den Körper durchziehen.

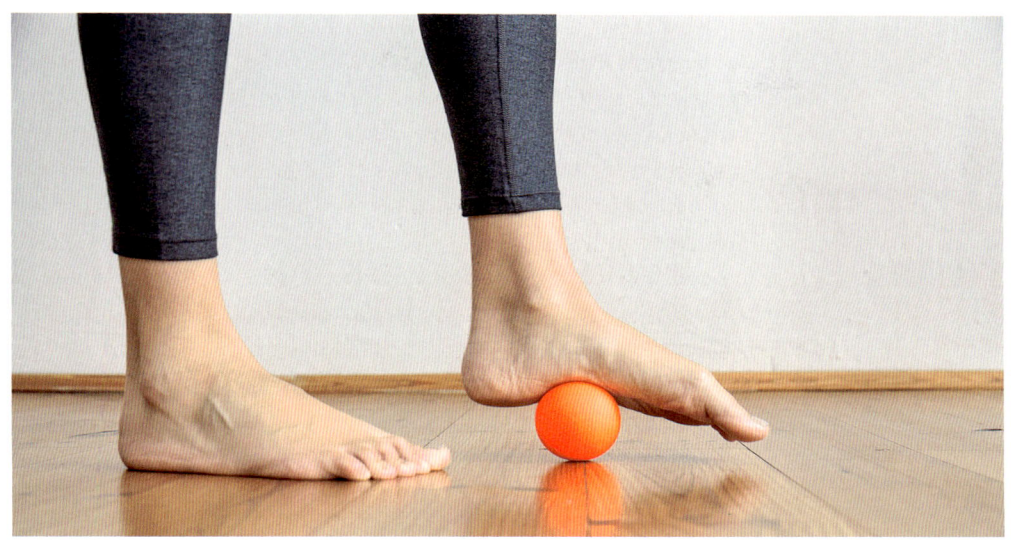

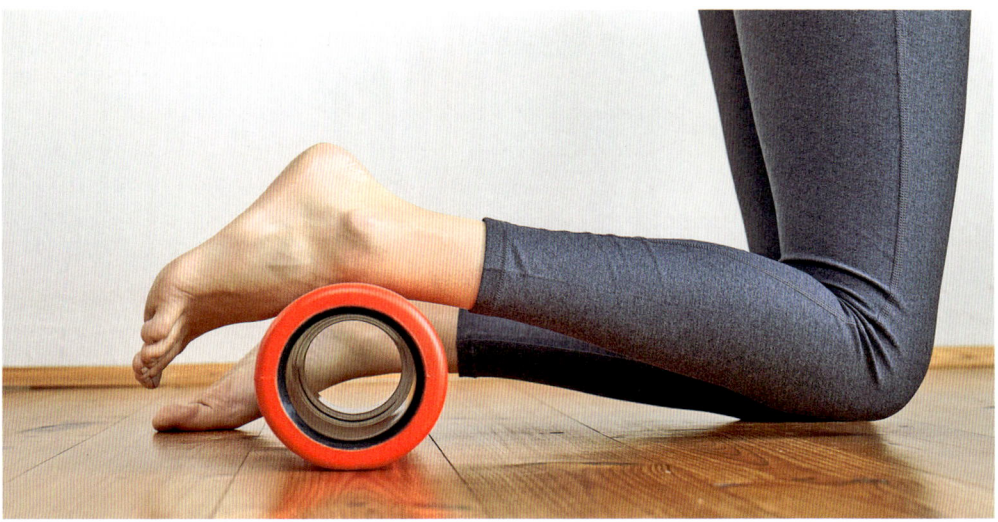

Übungen für das Sprunggelenk

Kein gesunder Fuß ohne ein gesundes Sprunggelenk: Der Kräftigung und Mobilisierung des Sprunggelenkes kommt beim Thema Fußgesundheit tatsächlich eine besondere Rolle zu. Üben Sie also am besten täglich.

Fußkreisen

Für mehr Mobilität im Sprunggelenk eignet sich die Übung Fußkreisen.

Setzen Sie sich ein wenig nach hinten gelehnt auf einen Stuhl. Heben Sie nun beide Beine ein wenig an und beginnen Sie, mit beiden Füßen in eine Richtung zu kreisen. Wenn Sie etwa zehn Kreise beschrieben haben, wechseln Sie die Richtung. Etwas schwieriger wird es, wenn Sie einen Fuß rechts herum, den anderen links herum – also entgegengesetzt – kreisen lassen.

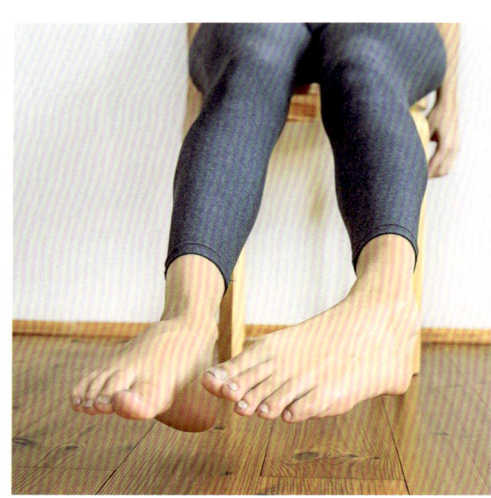 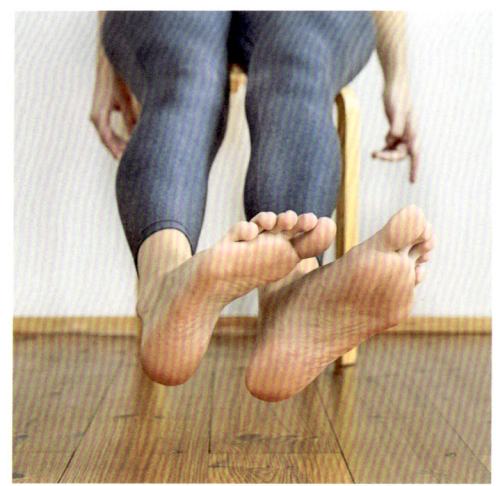

Wackelkissen

Ein Wackelkissen kann man käuflich erwerben, ein einfaches Wackel-
brett ist aber auch recht schnell selber gebaut. Was man dazu
braucht, ist nur eine stabile gerade Platte, auf der beide Füße gut
Platz haben, und unter der beispielsweise ein halbierter Tennisball
befestigt wird. Machen Sie die Übung – zumindest am Anfang – aber
unbedingt nur in der Nähe einer Wand, an der Sie sich zur Not ab-
stützen können!

Die Übung selber ist ganz einfach: Sie stellen sich auf das Wackelkissen und versuchen, nicht herunterzufallen. Das ist schon alles. Erst
mit beiden Füßen, dann einbeinig, zuletzt können Sie auch mal einen
Versuch mit geschlossenen Augen wagen. Viel Spaß!

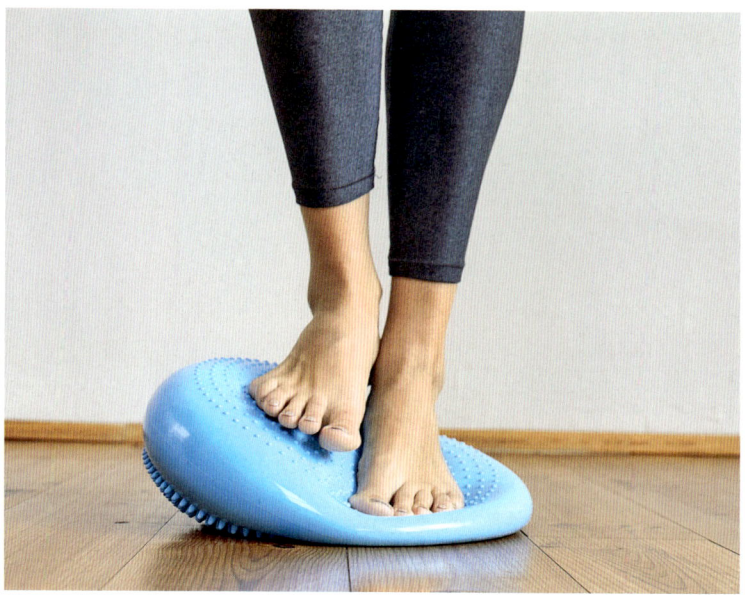

Übungen für die Wadenmuskulatur

Auch wenn die Wadenmuskulatur nicht direkt zum Fuß gehört, wäre ohne sie eine Fortbewegung nicht möglich. Daher soll sich hier auch diesem Part unseres Körpers beim Thema Fußgesundheit gewidmet werden.

Treppensteigen

Eine tolle Übung zur Stärkung der Wadenmuskulatur ist das Treppensteigen. Entweder auf tatsächlichen Treppen. Sie können sich aber auch einen kleinen Vorsprung suchen, sich mit den Vorfußballen auf die Kanten stellen, die Ferse schwebt dabei frei über dem Boden. Jetzt walken Sie praktisch auf der Stelle, wobei die Ferse immer etwas unterhalb des Vorsprungs geführt werden sollte, um sich dann wieder bis hoch auf die Zehenspitze zu drücken. Ein schöner Nebeneffekt beim Treppensteigen: Es gibt auch einen knackigen Po!

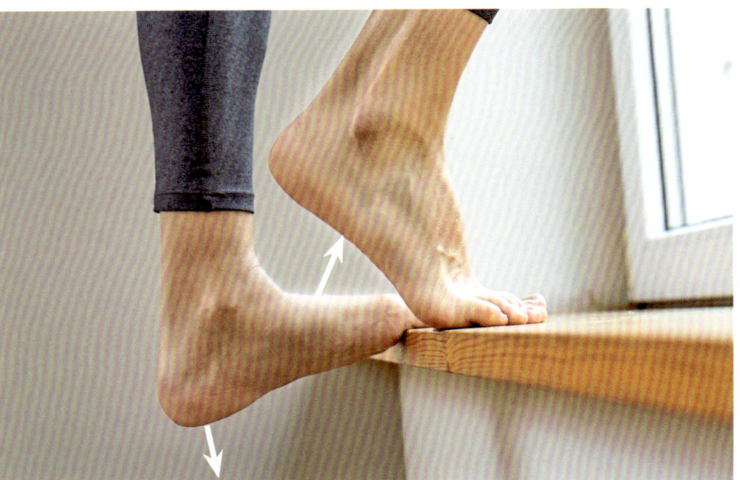

Kräftigung der Waden und der hinteren Oberschenkelmuskulatur
Wählen Sie zu Beginn ein möglichst elastisches Gummiband. Je trai-
nierter Sie dann sind, desto stärker darf das Band werden. So geht's:
Bilden Sie eine Schlaufe mit dem Theraband. Stellen Sie sich nun mit
einem Fuß darauf und legen das andere Ende um die Ferse Ihres anderen Fußes. Wenn Sie nun die Ferse Richtung Gesäß ziehen (mindestens zehnmal), haben Sie einen wunderbaren Trainingseffekt für
Ihre Waden und die hintere Oberschenkelmuskulatur. Wiederholen
Sie diese Übung auf jeder Seite dreimal.

Mithilfe des
Therabandes
schulen Sie Ihre
Kraft, Gleichgewicht
und Koordination.

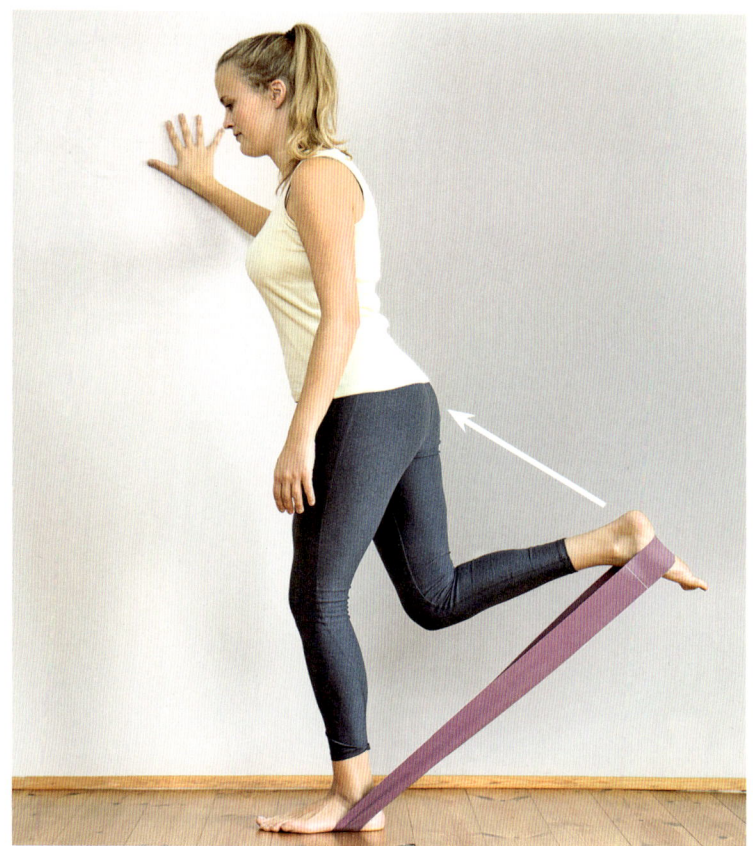

Kräftigung der Beinachse und des Sprunggelenks

Diese Übung ist ein wahrer Alleskönner: Sie schult nicht nur das Gleichgewicht, sie trainiert gleichzeitig auch die Muskulatur im Sprunggelenk und am seitlichen Oberschenkel.

Bilden Sie wieder eine Schlaufe mit dem Theraband. Auch bei dieser Übung stellen Sie sich mit einem Fuß auf das Band, die Schlaufe legen Sie um Ihr anderes Sprunggelenk. Jetzt heben Sie das Bein in der Schlaufe etwa 30 Zentimeter seitlich vom Boden ab. Auch hier gilt: mindestens zehn Wiederholungen und drei Übungsdurchgänge auf jeder Seite. Achtung: Nicht in der Hüfte ausweichen, die Bewegung erfolgt mit gestrecktem Bein aus dem stabilen Hüftgelenk heraus.

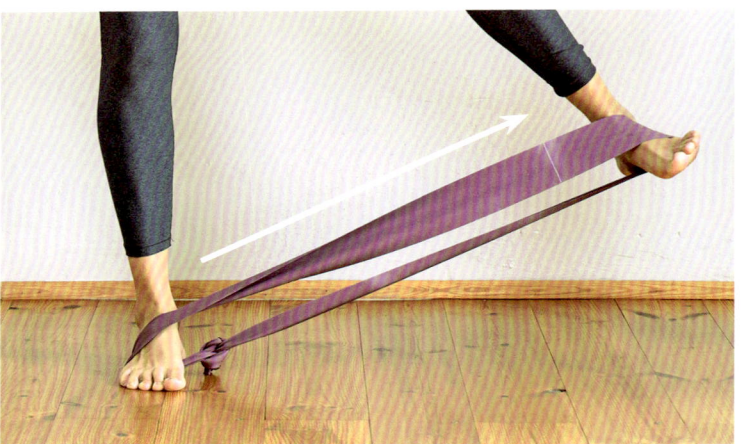

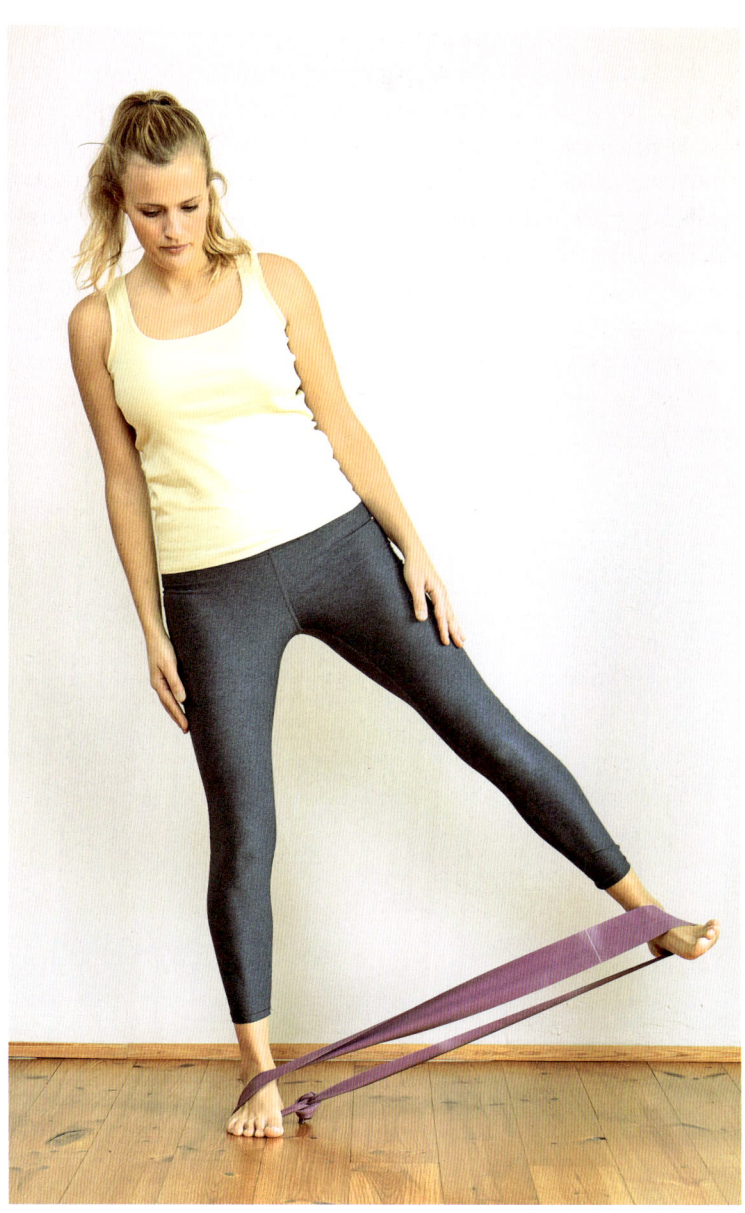

Barfußpfade

Eins soll hier gleich vorweg klargestellt sein: Ich halte nichts davon, barfuß durch die Innenstadt zu laufen, wie man es manchmal bei jungen Leuten in Universitätsstädten beobachten kann. Meiner Medizinerseele stellen sich da die Nackenhaare hoch, denkt sie doch an all die Infektionsquellen, die den armen, ungeschützten Füßen da auflauern. An Stellen allerdings, wo das Barfußlaufen kein ernst zu nehmendes Gesundheitsrisiko darstellt, ist es ganz eindeutig das Beste, was Sie für Ihre Füße machen können.

Barfußpfade gibt es fest angelegt in einigen Wäldern oder Parks. Es gibt sie auch als mobile Variante für beispielsweise Turnhallen. Sie können sich einen Barfußpfad auch recht einfach selber bauen. Das Prinzip bleibt immer gleich: Durch wechselnde Untergründe sollen die Wahrnehmung geschärft und die Bewegungskompetenz geschult werden. Gleichzeitig werden die Füße massiert und stimuliert, ein wahres Wellnessprogramm also. Es

Auf Barfußpfaden werden die Wahrnehmung geschärft und die Bewegungskompetenz geschult.

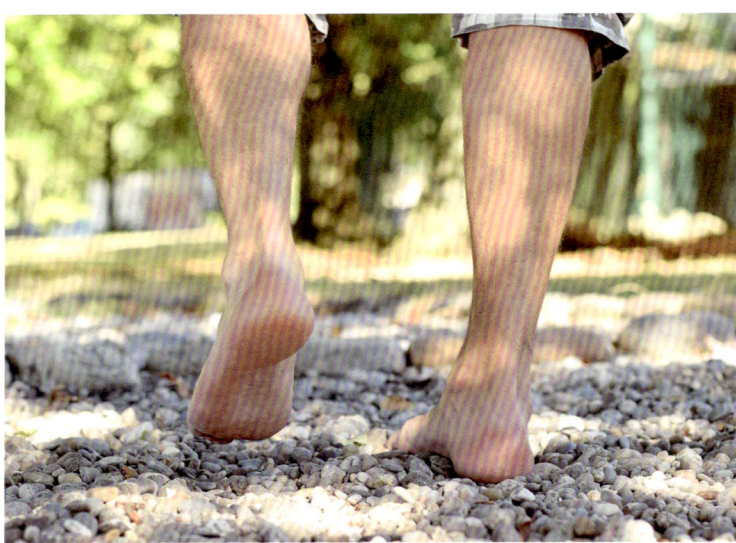

gibt sogar auch kilometerlange Barfußwanderpfade je nach Region, an diese sollte man sich aber nur langsam rantasten – Füße, die Barfußlaufen noch gar nicht gewöhnt sind, können hier schnell überfordert werden. Tatsache ist: Spaß machen alle Varianten.

Wem das Bauen eines Barfußpfades zu aufwendig ist, kann sich auch eine Slackline in den Garten hängen. Dabei handelt es sich um ein schmales, stabiles Band, das in etwa 50 Zentimeter Höhe über den Boden gespannt wird. Viele nutzen auch den nächstgelegenen Park, um ihre Line zwischen zwei Bäumen zu spannen und loszubalancieren: Wer es schafft, über diese Line zu kommen, hat nicht nur einen riesengroßen Spaß. Er hat auch gleichzeitig das perfekte Trainingsprogramm für seine Füße und letztlich sogar für die gesamte Muskulatur absolviert.

Fußtricks für jeden Tag
- Greifen Sie morgens mit bloßen Füßen den Bleistift vom Boden.
- Stehen Sie beim Zähneputzen auf einem Bein.
- Legen Sie sich ein Balancekissen (ein luftgefülltes Kissen mit Noppen) unter Ihren Schreibtisch und stellen Sie so oft es geht die Füße darauf.
- Laufen Sie einfach mal im Wechsel auf Hacken und Ballen.
- Ziehen Sie so oft es geht Schuhe und Strümpfe aus.

Heilkräuter für die Füße

Es muss wahrlich nicht immer Chemie sein, auch die Natur hält viele Heilmittel für uns bereit. Und das nicht nur, wenn es um wohltuende Schönheitsrituale wie Bäder und Peelings geht. Als Öl, Tinktur, Salbe oder Badezusatz helfen sie uns, kleinere Wunden zu heilen, Schmerzen zu lindern und vieles mehr. Manchmal reicht sogar schon die Vorstellungskraft allein, damit wir uns wieder besser fühlen und Hektik und Stress auch von unseren Füßen abfallen: Stellen Sie sich vor, Sie stehen barfuß inmitten eines duftenden, lila leuchtenden Lavendelfeldes …

Entspannendes Lavendelöl kommt nicht nur als Tee, sondern als Badezusatz auch für die Fußbadewanne.

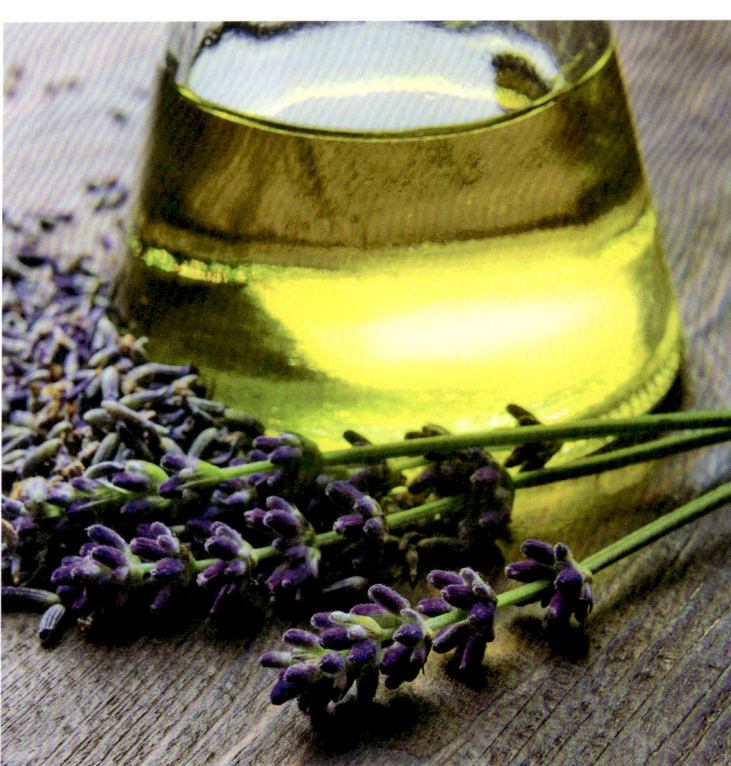

Bei Stress, Entzündungen und Pilzerkrankungen

Teebaumöl

Das Teebaumöl kommt aus dem fernen Australien, wo es bereits die Aborigines als Heilmittel eingesetzt haben. Es soll wirksam gegen Bakterien, Pilze und Viren und somit und auch gegen Fuß- und Nagelpilz (Seite 68) sein. Tragen Sie es bitte nicht unverdünnt auf, denn dann kann zu allergischen Reaktionen kommen. Wenn Sie eine infizierte Hautstelle mit einer getränkten Kompresse behandeln wollen, mischen Sie etwa einen Milliliter Teebaumöl mit 100 Millilitern Wasser. Es gibt auch fertig verdünnte Lösungen, die sich beispielsweise zur Behandlung von Fuß- oder Nagelpilz eignen. Achten Sie zudem auf qualitativ hochwertiges Teebaumöl – und keinesfalls dürfen Sie Teebaumöl einnehmen!

Eukalyptusöl

Eukalyptusöle haben neben ihrer Anwendung bei Erkältungskrankheiten (hier wirken sie schleim- und krampflösend) einen kühlenden und durchblutungsfördernden Effekt. Sie werden verdünnt auf die zu behandelnden Stellen aufgetragen, oder das Öl wird als Zusatz ebenfalls in das warme Badewasser gegeben.

Lavendelöl

Die Wirkung des Lavendelöls beruht auf den beiden Substanzen Linalylacetat und Linalool. Diese wirken angstlösend und schlaffördernd. Die entspannende Wirkung des Lavendelduftes ist wissenschaftlich belegt: Die Ausschüttung des Stresshormons Kortisol wird gehemmt. Lavendelöl kommt beispielsweise in Tees, als Badezusatz auch für die Fußbadewanne (warmes Fußbad, Seite 46) oder als Körperlotion zum Einsatz. Bei entzündlichen Hautproblemen an den Füßen oder Juckreiz ist das eine wahre Wohltat.

> **!**
> Lavendelöl kann Entzündungen und Juckreiz der sensiblen Fußhaut lindern.

Aromafußbad

- je 2 EL frischer Salbei, Rosmarin und Ingwer
- 1 EL Meersalz
- je 10 Tropfen Lavendel- und Eukalyptusöl
- wahlweise 10 Tropfen Teebaumöl

Kochen Sie Salbei, Rosmarin und den klein geschnittenen Ingwer in etwas Wasser auf und lassen Sie den Sud anschließend zehn Minuten bei geschlossenem Deckel ziehen. Filtern Sie den Sud und geben Sie das Meersalz und die beiden Aromaöle hinzu. Füllen Sie eine Fußwanne mit wohltemperiertem Wasser (maximal 40° Celsius), geben Sie den Sud dazu und baden Sie Ihre Füße zehn bis 15 Minuten darin. Das Aromabad wird Ihre Durchblutung anregen. Es wirkt antibakteriell, die Füße fühlen sich anschließend wunderbar frisch und sauber an. Der gute Duft macht dazu einfach gute Laune!

Bei Sportverletzungen

Arnika

Arnika wirkt entzündungshemmend, schmerzlindernd und abschwellend. Die Arnikasalbe wird daher äußerlich gerne zur Versorgung von Verstauchungen und Blutergüssen verwendet. Fertige Salbe, Öl oder Arnikacreme bekommen Sie zum Beispiel aus der Apotheke. Diese Präparate helfen auch bei Prellungen und Schwellungen. Etwas Vorsicht ist allerdings geboten: Bitte nur auf intakte Haut und nicht auf die Augen- oder Mundpartie auftragen. Manche Menschen reagieren auch allergisch auf Arnika. Bei einer äußerlichen Anwendung kann dies zur Ausbildung von Quaddeln und Rötungen führen, innerlich angewendet kann es zu schwerwiegenderen Symptomen wie Übelkeit, Schwindel oder sogar Herzrhythmusstörungen kommen.

!

Wichtig: In der Schwangerschaft sollte Arnika nicht eingesetzt werden.

Virginische Zaubernuss

Die blutstillende Wirkung der virginischen Zaubernuss wird den enthaltenen Tanninen zugeschrieben. Außerdem wirkt sie abschwellend und entzündungshemmend. Es gibt fertige Salben oder Essenzen auf dem Markt zu kaufen, Sie können sich aber auch selber einen Sud aus getrockneter Zaubernussrinde herstellen und diesen für eine Kompresse verwenden. Stellen Sie hierfür einen starken Aufguss aus zwei bis drei Teelöffeln der getrockneten Zaubernussrinde und etwa 200 Millilitern kochendem Wasser her. Lassen Sie den Sud mindestens 15 Minuten ziehen, bevor Sie ihn in eine Schüssel abseihen. Sobald er auf eine für die Haut angenehme Temperatur abgekühlt ist, können Sie eine Kompresse damit tränken und auf die betroffene Hautstelle legen.

Teufelskralle

Diese Heilpflanze stammt aus Afrika und wird in der Behandlung von Gelenkschmerzen und Entzündungen eingesetzt. Die Teufelskralle wird dabei innerlich in Tablettenform angewendet. Es kann allerdings gelegentlich zu Verdauungsbeschwerden wie Durchfall kommen. Personen, die Probleme in diesem Bereich haben, sollten besonders vorsichtig bei der Einnahme entsprechender Präparate sein und sich durch ihren Arzt rückversichern. Steht ein chirurgischer Eingriff an, muss die Einnahme zwei Wochen davor eingestellt werden.

> **!**
>
> Gelenkschmerzen mit Einschränkungen der Beweglichkeit: Teufelskralle kann helfen.

Johanniskraut

Allgemein bekannter ist die Wirkung von Johanniskraut gegen depressive Gemütszustände, wenn es innerlich angewendet wird. Äußerlich, als Öl angewendet, hat es jedoch auch gute entzündungshemmende und schmerzstillende Eigenschaften, sodass es auch gut bei Sportverletzungen beziehungsweise Verletzungen der Füße eingesetzt werden kann. Vorsicht ist bei der oralen Einnahme geboten, wenn Sie gleichzeitig mit der Antibabypille verhüten. Ihre Wirkung kann durch das Johanniskraut geschwächt oder aufgehoben sein!

Verwendung von Naturheilmitteln

Auch Naturheilmittel können erhebliche Nebenwirkungen oder unerwünschte Wirkungen hervorrufen. Daher sollte die Verträglichkeit immer zunächst auf einem gesunden Hautbereich getestet werden. Besondere Vorsicht gilt auch während Schwangerschaft und Stillzeit. Bitte wenden Sie auch Naturheilprodukte nur in Rücksprache mit Ihrem Arzt an.

Bei Arthritis und Gicht

Ingwer

Ingwer ist heute aus einem modernen Haushalt gar nicht mehr wegzudenken: ob als leckeres Gewürz bei der Zubereitung von Speisen oder zur Behandlung entzündlicher Erkrankungen. In der traditionellen chinesischen Medizin (TCM) wird die Wurzel bereits seit mehr als 2.000 Jahren zu Heilzwecken eingesetzt. Zur Behandlung einer Arthritis wird empfohlen, dreimal täglich 20 bis 30 Tropfen Ingwertinktur (gibt es in der Apotheke) in Wasser einzunehmen. Wenn man es gerne scharf mag, kann man aber auch etwas rohen Ingwer täglich pur essen. Möchte man Ingwer als Tee zu sich nehmen, sollte er möglichst fein geschnitten werden. Und es muss eine lange Ziehdauer einkalkuliert werden, denn erst dann werden die entzündungshemmenden Bestandteile gelöst.

Die entzündungshemmende Wirkung des Ingwers wird den darin enthaltenen Scharfstoffen Gingerol und Shogaol zugesprochen. Ingwer kann darüber hinaus allerdings auch die Blutstillung beeinflussen. Wer also eine Blutungsneigung hat oder blutverdünnende Medikamente einnimmt, sollte bei der Einnahme

!

Tipp: Hilft auch bei kalten Füßen und schmerzenden Muskeln.

von Ingwer vorsichtig sein und lieber seinen Arzt um Rat fragen. Vorsicht auch bei Magengeschwüren oder Gallensteinen.

Silberweidenrinde

Die Anwendung der Silberweidenrinde zur Schmerzlinderung bei Arthrose führt zurück bis zu Hippokrates Zeiten. Und bereits vor 200 Jahren wurde aus der Rinde der Weide der Wirkstoff Salicin isoliert. Dieser wurde dann von Chemikern über die Jahre weiterentwickelt. Innerhalb eines halben Jahrhunderts wurde daraus über die Salicylsäure die heute sehr bekannte und vielzählig eingesetzte Acetylsalicylsäure entwickelt. Daher wird die Silberweidenrinde auch manchmal als natürliches Aspirin bezeichnet.

Das Einsatzgebiet der Silberweidenrinde ist groß: Sie hilft gegen Rücken- und Gelenkschmerzen, wirkt antientzündlich und fiebersenkend. Darüber hinaus hat sie noch einen knorpelschützenden Effekt. Diese Wirkungen sind nicht allein dem enthaltenen Salicin zu verdanken, auch die Polyphenole spielen dabei eine wichtige Rolle. Dieser Wirkkomplex ist heute als fertiges Weidenrindenpräparat in Apotheken erhältlich.

Selleriesamen

Aus Selleriesamen können Sie sich entweder selber einen Sud herstellen, von dem Sie dann dreimal täglich circa 50 Milliliter einnehmen. Sie können Selleriesamentropfen aber auch als Fertigpräparat kaufen und gemäß Packungsbeilage einnehmen. Selleriesamen helfen insbesondere bei Gicht. Und so stellen Sie den Sud her: Ein bis zwei Gramm Selleriesamen mit 150 Milliliter sprudelndem Wasser übergießen, fünf bis zehn Minuten ziehen lassen und danach abseihen.

Bei Durchblutungsstörungen und schlecht heilenden Wunden

Ginkgo biloba

Nicht nur Johann Wolfgang von Goethe war verzaubert von den Blättern des Gingkobaumes, wobei es ihm wohl eher um romantische Dinge ging („Gingo biloba", Gedicht aus dem Jahre 1815). Auch seine heilende Wirkung ist schon lange bekannt. Zunächst vor allem als Mittel gegen Vergesslichkeit eingesetzt, weiß man heute auch um die durchblutungsfördernde Wirkung. In der pharmakologischen Nutzung werden nur die Blätter verwendet, in der traditionellen chinesischen Medizin hingegen auch die Samen und Wurzeln. Fertigpräparate sind käuflich zu erwerben.

> **!**
>
> Wirkstoffe aus der Ginkgopflanze fördern die Durchblutung in den kleinsten Gefäßen.

Ringelblume

Calendula wird in Salbenform oder als Tinktur bei Beingeschwüren verwendet. Aus den Blüten der Ringelblumen können Sie sich auch selber einen heilenden Umschlag herstellen, indem Sie die Blätter und etwas Wasser mit dem Stabmixer zerkleinern und auf einem Musselintuch verteilen. Ringelblumenblüten wirken entzündungshemmend und fördern die Wundheilung.

Gewöhnliche Rosskastanie

Der Extrakt aus Rosskastanien wird unterstützend in der Behandlung von Unterschenkelgeschwüren eingesetzt. Ersetzen kann und darf er die Standardtherapie jedoch nicht. Die wirksamen Inhaltsstoffe, ein Komplex aus mehr als 30 verschiedenen Einzelsubstanzen, unterstützen die Funktion der Venen, mildern Krampfadern ab und wirken abschwellend. Rosskastanienextrakt tut daher auch bei geschwollenen Füßen und Knöcheln gut. Auch hier sind Fertigpräparate käuflich zu erwerben.

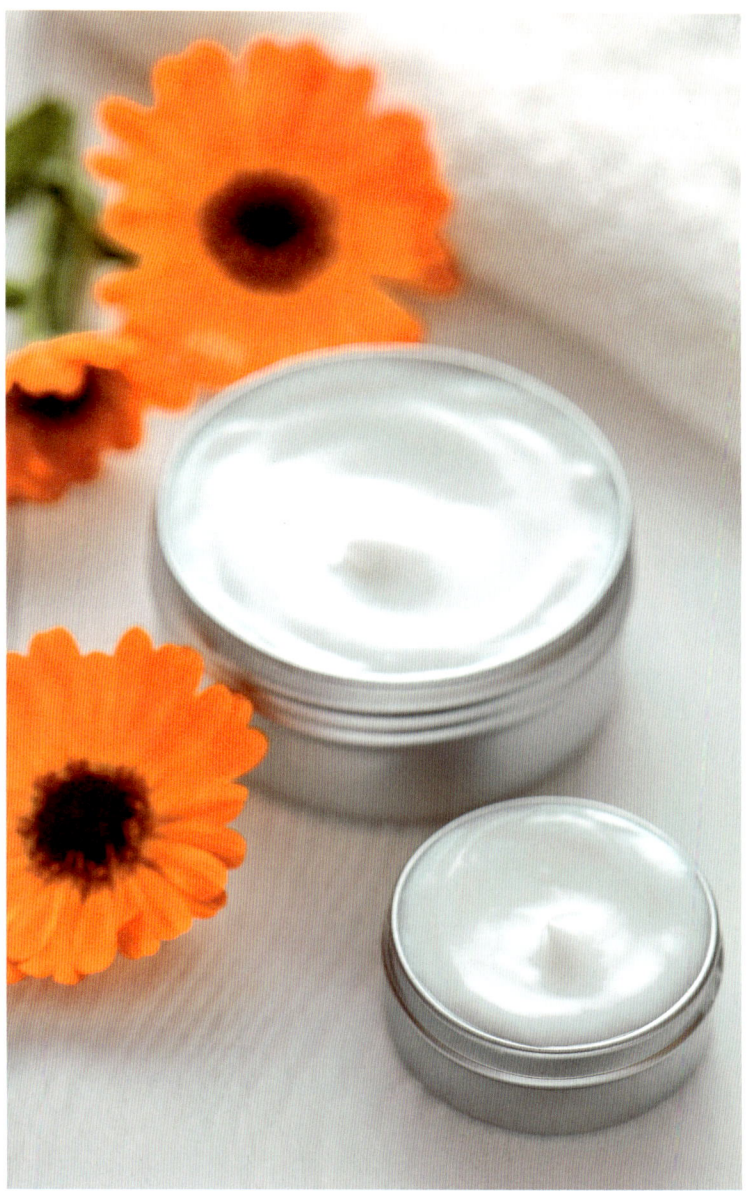

Calendula wird in Salbenform oder als Tinktur bei Bein-geschwüren verwen-det.

Bei kalten Füßen und schmerzenden Muskeln

Chilischoten

Capsaicin, so heißt das Wundermittel in der Chilischote, wirkt nicht nur entzündungshemmend und antibakteriell. Es wird gleichzeitig auch die Stimmung aufgehellt und der Stoffwechsel angeregt. Darüber hinaus enthalten Chilis eine ordentliche Portion Vitamin C (sogar mehr als Zitrusfrüchte), sie stärken also auch noch unser Immunsystem. Die Anwendungsgebiete und -formen sind ebenso vielfältig: Natürlich können Sie die Chilischote direkt verzehren oder Ihre Speisen damit würzen, Sie können aber auch ein Öl daraus herstellen (siehe Kasten), mit dem Sie dann eine Kompresse tränken und die schmerzende Stelle einwickeln. Dieses Öl eignet sich auch als Zusatz für ein wärmendes und durchblutungsförderndes Fußbad.

Käuflich zu erwerben sind Wärmepflaster, die Auszüge der Chilischote enthalten. Diese werden gerne in der Behandlung von rheumatischen Beschwerden und Rückenschmerzen eingesetzt.

Essen gegen kalte Füße: zum Beispiel scharfe Köstlichkeiten mit Chili.

Ingwer

Siehe unter „Hilft bei Arthritis und Gicht".

Aufgussöle selber herstellen

Viele der hier beschriebenen Öle können Sie selber herstellen.
Möchten Sie empfindliche Pflanzenteile wie Blüten oder feine Blätter
verwenden, wählen Sie einen kalten Aufguss. Bei holzigen oder
festen Pflanzenteilen (beispielsweise Chili, Pfeffer oder Ingwer) wird
das Öl heiß aufgegossen.

Kalter Aufguss

Beim kalten Aufguss füllen Sie ein verschließbares Glas bis etwa
einen Zentimeter unter den Rand mit den jeweiligen Blüten. Gießen
Sie nun ein Pflanzenöl hinzu, bis die Mischung bis etwa einen halben
Zentimeter unterhalb des Randes reicht. Legen Sie ein Musselintuch
auf das Glas, bevor Sie es mit dem Deckel verschließen. Jetzt immer
wieder gut schütteln und mindestens drei Tage ziehen lassen.
Anschließend das Öl durch das Musselintuch in einen Krug gießen.
Jetzt müssen Sie das Öl noch einmal mindestens einen Tag lang
stehen lassen, bis sich ein Bodensatz gebildet hat. Die Kunst ist nun,
das Öl in eine dunkele Flasche umzufüllen, ohne dass der Bodensatz
mit hineingelangt.

Heißer Aufguss

Beim heißen Aufguss werden ein Teil frische Pflanzenteile und 1,5
Teile Öl vermischt und über zwei bis drei Stunden im Wasserbad
leicht simmern gelassen. Nach dem Abkühlen wird wie auch beim
kalten Aufguss das Öl durch ein Musselintuch in eine dunkle Flasche
gefüllt. Die so gewonnenen Öle sind etwa ein halbes Jahr lang
haltbar. Bitte testen Sie vor jedem Gebrauch, ob das Öl noch gut ist.
Beschriften und mit Datum versehen nicht vergessen!

An unangenehmem Fußgeruch sind Bakterien auf der Haut schuld, die den Fußschweiß zersetzen.

Bei unangenehmen Gerüchen

Manche leiden stark darunter, manche kennen das Problem überhaupt nicht: stinkende Füße. Alle sind sich jedoch einig, dass das nichts Angenehmes ist. Dagegen helfen ein paar einfache Tricks und Naturprodukte.

- Meiden Sie synthetische Socken. Baumwolle- oder Wolle-/Seidegemische halten die Füße länger trocken.
- Schuhe aus Leder regulieren die Temperatur besser und absorbieren die Feuchtigkeit effektiver als Schuhe aus anderen Materialien.
- Tragen Sie nach Möglichkeit die Schuhe nicht an zwei aufeinanderfolgenden Tagen – das gibt ihnen Zeit, vollständig auszutrocknen.
- Waschen Sie Ihre Füße täglich mit einer antiseptischen Seife mit Teebaumöl.
- Füße gut und auch zwischen den Zehen abtrocknen.

Zitronensalbeifußpuder

- je 60 g Speisenatron und Maisstärke
- je 10 Tropfen ätherisches Zitronen- und Salbeiöl

Speisenatron und Stärke mischen und kurz durchsieben. Nun die Öle hinzufügen und gut vermischen. Idealerweise füllen Sie die Mischung in einen Streuer, das macht das Bestäuben der Füße einfacher: Morgens auf die Füße und in die Schuhe gepudert, schützt es circa sechs Stunden vor unerwünschten Fußausdünstungen. Das enthaltene Natron beseitigt die Gerüche, und die ätherischen Öle gehen gegen die Bakterien vor, die verantwortlich sind für den Gestank.

Schuhdeodorant

Füllen Sie Socken mit Speisenatron und ergänzen Sie das Ganze mit ein paar Tropfen Rosmarinöl (ätherische Öle aus Lavendel oder Pfefferminze eignen sich auch gut). Lassen Sie diese Socken über Nacht in den Schuhen und freuen Sie sich am nächsten Morgen über den angenehmen Duft.

Fußspray

Es gibt auch schöne Fußsprays aus der Natur: Die Basis bildet hier Hamameliswasser, das mit ätherischen Ölen vermischt wird. Besonders eignen sich ätherisches Lavendel-, Pfefferminz- oder Salbeiöl. Das Spray wirkt entzündungshemmend und adstringierend. Das heißt, die Haut zieht sich etwas zusammen, sodass weniger Schweiß austreten kann.

Fußsprays gibt es bereits fertig gemischt zu kaufen. Sie können sich aber auch selber eine Mischung aus 200 Millilitern Hamameliswasser und zehn bis 20 Tropfen von Ihrem Lieblingsöl herstellen.

Bewährte Salben und Tropfen

Die Natur bietet uns eine ganze Reihe wundervoller Substanzen, die dafür verwendet werden können, uns zu heilen. Gegen allgemeine Muskelschmerzen, Entzündungen und Verspannungen – auch und vor allem der Füße – haben sich folgende Produkte bewährt:

Olbas Tropfen

Bestehend aus einer Mischung von Pfefferminz-, Cajeput- und Eukalyptusöl ist diese traditionelle Naturarznei, die Sie als fertige Wirkstoffkombination rezeptfrei in der Apotheke oder in der Drogerie bekommen, eine wahre Wunderwaffe: Äußerlich aufgetragen hilft sie, Reiz- und Entzündungszustände zu lindern. Sie wirkt kühlend und hilft gegen Kopfschmerzen. Innerlich angewendet sind Olbas Tropfen stark gegen Halsschmerzen, Hustenreiz und Magenbeschwerden.

Retterspitz

Dieses Potpourri aus ätherischen Ölen basiert ebenfalls auf traditionellem Heilwissen, das schon Hildegard von Bingen nutzte. Ob Sie einen Wickel für Ihr schmerzendes Fußgelenk damit tränken (Retterspitz äußerlich enthält unter anderem Rosmarin-, Zitronen-, Bergamott- und Orangenblütenöl sowie Arnikatinktur) oder sich mit dem Muskelroller eine Fußmassage gönnen – die wohltuende Linderung wird nicht lange auf sich warten lassen. Physikalische Therapien wie Wickel oder Auflagen beschleunigen Stoffwechselprozesse und fördern die Durchblutung.

Salben helfen gegen allgemeine Muskelschmerzen, Entzündungen und Verspannungen der Füße.

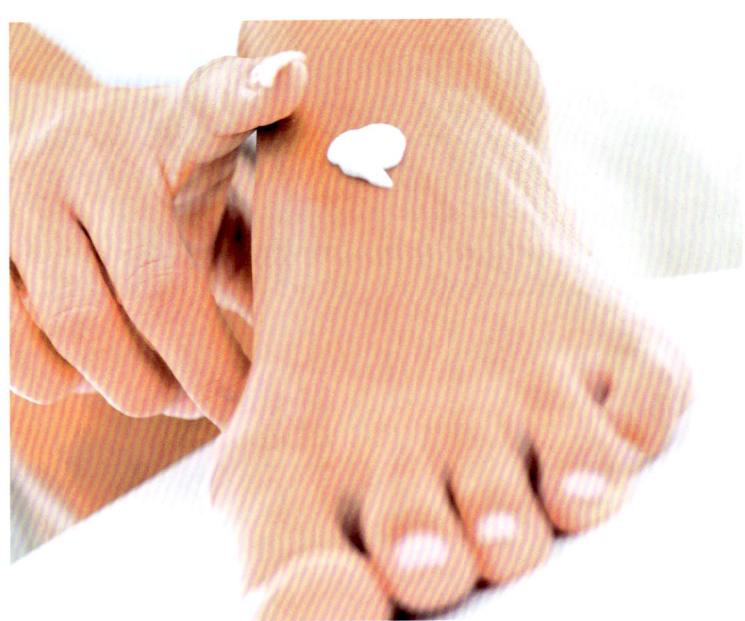

Pferdesalbe

Ursprünglich tatsächlich für Pferde entwickelt, gibt es diese rein pflanzliche Salbe mittlerweile auch für den Menschen. Zusammengesetzt aus einer Reihe natürlicher Wirkstoffe – Menthol, Rosmarin, Kampfer und Arnika – haben diese Balsame schmerzlindernde, durchblutungsfördernde, entzündungshemmende und antiseptische Eigenschaften, die auch von Profisportlern, wie zum Beispiel Marathonläufern, geschätzt werden. In Alltag und Freizeit können sie auch Muskel- und Gelenkschmerzen des Fußes lindern. Gleiches gilt für Prellungen oder einen Muskelkater.

Zinksalbe

Zinksalbe ist ein weiteres altbewährtes Heilmittel in der Wundbehandlung für Ihre Hausapotheke. Der eigentliche Wirkstoff ist das Zinkoxid, es wirkt entzündungshemmend, austrocknend und wundheilungsfördernd.

Traumeelsalbe

Die Wirkung der Traumeelsalbe beruht auf den Lehren der Homöopathie, also der Anregung des Organismus zur Selbstheilung. Die natürlichen Inhaltsstoffe sind daher auch nur in homöopathischen Dosen vorhanden. Anwendungsgebiet sind entzündliche und degenerative Erkrankungen des gesamten Bewegungsapparates.

Interview: Der Fuß aus Sicht eines Spitzensportlers

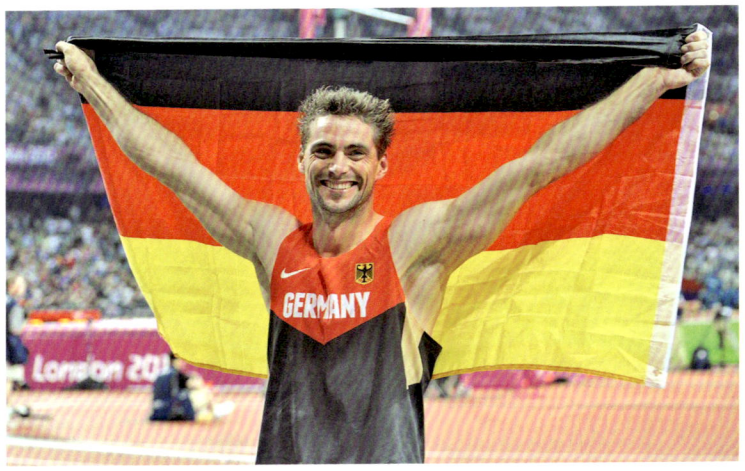

Interview mit Björn Otto, Deutscher Rekordhalter im Stabhochsprung (6,01 Meter), Silbermedaillengewinner der Olympischen Spiele von London 2012, über Jahre Teil der Weltspitze.

Björn, du warst sportlich unglaublich erfolgreich. Erzähl uns doch kurz deinen sportlichen Werdegang.
Es hat bereits mit sieben Jahren im Garten meiner Eltern angefangen. Da habe ich, sehr zum Missfallen meiner Mutter, versucht, mit einer Bohnenstange über Stühle zu springen – und dabei den halben Rasen durchpflügt. Über das Mutter-Kind-Turnen bin ich dann in die Kinderleichtathletik gekommen, da waren auch die Stabhochspringer mit in der Halle und ich habe fasziniert zugesehen. Als mich meine Mutter dann eines Tages erst etwas später abholen konnte, haben sie mich gefragt, ob ich es nicht auch mal probieren wollte. Und dann war es eigentlich gleich um mich geschehen! Die ersten Wettkämpfe habe ich dann mit zehn Jahren gemacht und meinen ersten Wett-

kampf mit 2,30 Metern auch gleich gewonnen. Und obwohl ich zu diesem Zeitpunkt auch noch für den Mehrkampf trainiert habe, war ziemlich schnell klar, dass ich wohl komplett dem Stabhochsprung als Leistungssport verfallen würde. Den ersten größeren internationalen Wettkampf habe ich mit 17 Jahren gemacht, da bin ich 5,01 Meter in Dortmund gesprungen, deutscher Jugendmeister bin ich mit 5,20 Metern geworden. Die größten Highlights meiner Karriere waren dann sicherlich die Teilnahmen bei den Europa- und Weltmeisterschaften und bei den Olympischen Spielen 2012. Da ist für mich ein großer Kindheitstraum in Erfüllung gegangen! ... Und natürlich der Deutsche Rekord mit 6,01 Metern.

Soviel Erfolg fordert jede Menge Disziplin und noch mehr Training. Wie hoch waren deine Trainingsumfänge?
Ich habe in der Regel fünf bis 13 Trainingseinheiten pro Woche absolviert, jede Einheit hat zwischen zweieinhalb und drei Stunden gedauert. Davon waren zwei Einheiten Sprungtraining, zwei Einheiten Sprinttraining, vier Einheiten Krafttraining, Ober- und Unterkörper wurden getrennt trainiert. Einmal in der Woche bin ich sogar zum Turnen gegangen, um einfach auch andere komplexe Bewegungsmuster zu erlernen. Dehnen war eigentlich in jede Trainingseinheit integriert, dazu bin ich präventiv regelmäßig zur Physiotherapie gegangen. Erst gegen Ende meiner Karriere hat es dann leider den präventiven Charakter verloren, da sind wir den Beschwerden kaum noch hinterhergekommen.

In diesem Ratgeber geht es um den Fuß, welche Erfahrungen hast du als Spitzensportler mit dieser wichtigen Extremität?
Den brauche ich, um vom Anlauf über den Absprung und über die Latte zu kommen. Leider hatte ich letztlich meine gesamte sportliche Karriere lang Probleme mit der Achillessehne. 2001 ging das los, damals auf der rechten Seite. Zunächst waren es immer nur Einschränkungen durch Entzündungen, die durch meinen Fersensporn noch

verschlimmert wurden. 2008 kam es dann bei den Qualifikationen für die Deutschen Meisterschaften zum ersten Längsriss der rechten Achillessehne. Das Gleiche wiederholte sich 2010 auf der linken Seite und dann 2014 noch mal rechts. Während der Achillessehnenlängsriss auf der linken Seite 2010 gut verheilt ist, und ich schon nach vier oder fünf Monaten wieder einsatzfähig war, um dann 2012 vollkommen beschwerdefrei den deutschen Rekord zu holen und bei Olympia zu starten, habe ich mich von dem Achillessehnenlängsriss 2014 auf der rechten Seite nie wieder richtig erholt. Das hat dann schlussendlich auch zu meinem Karriereende beigetragen. Frustrierend ist, dass ich nie wirklich herausfinden konnte, was mir 2012 zur Beschwerdefreiheit geholfen hat, sonst hätte ich vielleicht noch ein wenig länger springen können.

Das ist also die Kehrseite der Medaille: Drei Achillessehnenlängsrisse, ein lange beeinträchtigender Fersensporn … Welche Maßnahmen wurden ergriffen und was hatte am meisten Erfolg?
Neben den Fußproblemen habe ich seit der Pubertät einen Morbus Scheuermann (Wachstumsstörung der Wirbelsäule). Daher musste ich schon immer für ein starkes Muskelkorsett sorgen. Das hat mir sicherlich insgesamt geholfen. Ansonsten waren, glaube ich, die wichtigsten Schlüssel zur Heilung, die angeblich absolut karrierewichtigen Kastensprünge wegzulassen. Darüber hinaus haben wir alles versucht, was es so gibt. Operationen waren zum Glück keine notwendig, aber ich hatte über lange Zeit nach den Längsrissen einen Therapieschuh, in dem mein Fuß in Spitzstellung gehalten wurde. Auch konservative Maßnahmen kamen zur Anwendung: Kälte- und Wärmeanwendungen, Ultraschall und Elektrotherapie, Kinesiotape, Physiotherapie mit propriozeptivem und exzentrischem Training und Behandlungen nach dem Zylinderdistorsionsmodell. Ein Beispiel hierfür: Eine Übung hat mir, glaube ich, besonders viel gebracht. Dabei wurde eine Art Klammer auf meine Achillessehne geklemmt und dann musste ich das Fußgelenk bewegen. Eine Zeitlang

musste ich auch entzündungshemmende Medikamente einnehmen. Ich selber habe mir dann noch eine Magnetfeldmatte gekauft, auf die ich beim Lernen meine Füße gestellt habe. Das hat meiner Meinung nach auch richtig viel gebracht.

Du hast also das vielfältige Spektrum ganzheitlicher Behandlungsmöglichkeiten ausgenutzt: Kannst du unseren Lesern noch deine Lieblingsübung für einen gesunden Fuß verraten?
Unbedingt exzentrische Übungen! Man stellt sich dabei mit den Vorfußballen auf die Kante einer Treppenstufe. Dann senkt man langsam die eine Ferse soweit es geht ab, dann die andere Ferse. Anschließend kommt man beidbeinig wieder hoch. Das kann jeder ohne Aufwand jeden Tag machen.

ANHANG

Literatur

Die ganze Welt der Kräuter, 2009, Das Beste

Bartrow K: Faszientraining für Sportler, 2016, Trias

Benninghoff A: Anatomie, 15. Auflage, 1994 Urban & Schwarzenberg

Bernbeck R, Dahmen G: Kinderorthopädie, 3. Auflage, 1976, Thieme

Dickhuth H et al.: Sportmedizin für Ärzte, 2007, Deutscher Ärzteverlag

Larsen C: Gut zu Fuß ein Leben lang, 2011, Goldmann

Moll KJ, Moll M Anatomie, 16. Auflage, 2000, Urban & Fischer

Morbach S et al.: Diabetisches Fußsyndrom, Diabetologie 2017;12(Suppl 2):181-189.

Muraki S, Akune T, Teraguchi M et al.: Quadriceps muscle strength, radiographic knee osteoarthritis and knee pain: the ROAD study, BMC Musculoskelet Disord 2015;16:305.

Niethard F, Pfeil J: Orthopädie, 5. Auflage, 2005, Thieme

Otto G: Fußreflexzonenmassage, 1999, Südwest

Peterson L, Renström P: Verletzungen im Sport, Prävention und Behandlung, 3. Auflage, 2002, Deutscher Ärzteverlag

Riddle DL, Stratford PW: Body weight changes and corresponding changes in pain and function in persons with symptomatic knee osteoarthritis: a cohort study, Arthritis Care Res (Hoboken) 2013;65:15-22.

Römer F: Praktisches Lehrbuch zum Fasziendistorsionsmodell, 2011, Institut für fasziale Osteopathie

Schiebler T, Schmidt W: Anatomie, 5. Auflage, 1991, Springer Lehrbuch

Tönnis D, Buckup K: Der angeborene Sichel- und Serpentinenfuß, 1993, In: Jahrbuch der Orthopädie, Biermann Köln

Wülker N, Zacher J: Degenerative Erkrankungen des Mittel- und Rückfußes, Orthopädie und Unfallchirurgie, up2date 2009;4(4):261-276, Thieme

Wülker N, Mittag F: Therapie des Hallux valgus. In: Deutsches Ärzteblatt International 2012;109(49):857-868.

Zhang W et. al.: The placebo effect and its determinants in osteoarthritis, meta-analysis of randomised controlled trials, In: Ann Rheum Dis. 2008 Dec;67(12):1716-23. doi: 10.1136/ard.2008.092015. Epub 2008 Jun 9.

Zunft-Huber B: Der kleine Fuß ganz groß, 2017, Urban & Fischer

Stichwortverzeichnis

Gesund atmen will gelernt sein

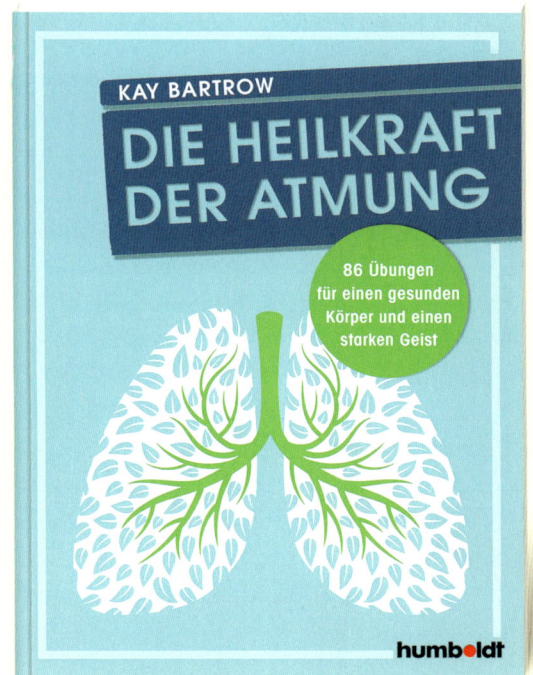

Stand 2021. Änderungen vorbehalten.

- Mit Atem-Workouts die mentale und körperliche Gesundheit fördern, Beschwerden lindern und die innere Balance finden

- Für Trainer, Kursleiter, Therapeuten, aber auch für alle, die mehr Luft im Alltag brauchen, oder für Yoga-Fans, die sich schon länger praktisch mit Atemtechniken beschäftigen

Kay Bartrow

Die Heilkraft der Atmung

160 Seiten, Softcover
15,5 x 21,0 cm
ISBN 978-3-8426-2971-4
€ 19,99 (D) / € 20,60 (A)

Der Ratgeber ist auch als eBook erhältlich.

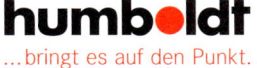

...bringt es auf den Punkt.

Wenn Essen süchtig macht ...

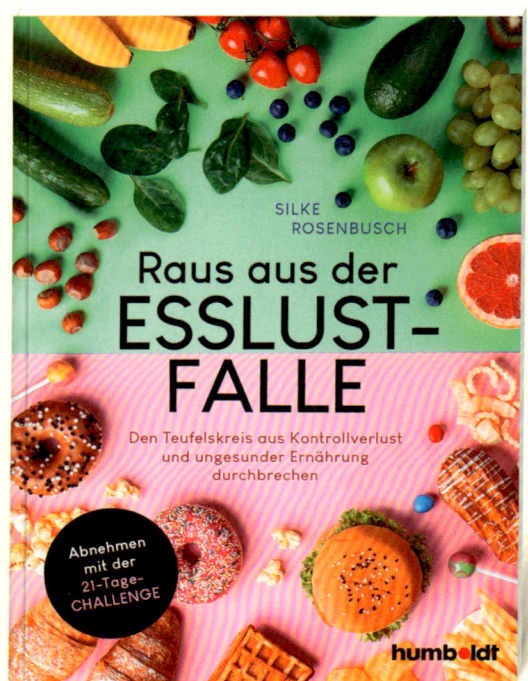

- Mit der 21-Tage-Challenge den Teufelskreis aus Kontrollverlust und ungesundem Essen durchbrechen und den Weg zu einer gesunden Ernährung finden

- Für übergewichtige Menschen sowie Personen, die ihr Essverhalten nicht unter Kontrolle bringen können oder unter ihrer Ernährungsweise leiden

Silke Rosenbusch

Raus aus der Esslust-Falle

136 Seiten, Softcover
15,5 x 21,0 cm
ISBN 978-3-8426-4222-5
€ 19,99 (D) / € 20,60 (A)

Der Ratgeber ist auch als eBook erhältlich.

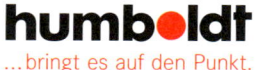

...bringt es auf den Punkt.

Die Welt mit gesunden Augen sehen

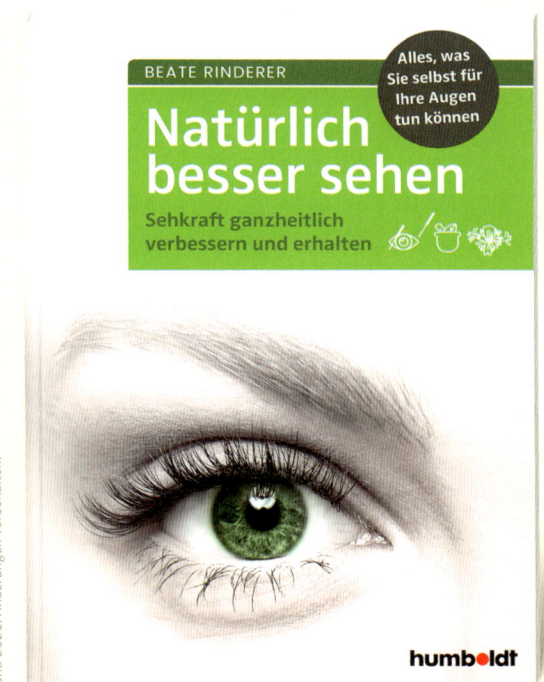

- Ursachen, Vorbeugung und ganzheitliche Therapiemaßnahmen bei Augenerkrankungen und -beschwerden

- Für alle, die sich vorausschauend um ihre Augen kümmern möchten, damit sie bis ins hohe Alter gut sehen können

Beate Rinderer
Natürlich besser sehen
132 Seiten, Softcover
15,5 x 21,0 cm
ISBN 978-3-8426-2968-4
€ 19,99 (D) / € 20,60 (A)
Der Ratgeber ist auch als eBook erhältlich.

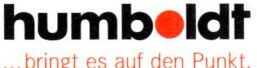

...bringt es auf den Punkt.

Bibliografische Information der Deutschen Nationalbibliothek
Die Deutsche Nationalbibliothek verzeichnet diese Publikation in der deutschen
Nationalbibliografie; detaillierte bibliografische Daten sind im Internet über
http://dnb.ddb.de/ abrufbar.

ISBN 978-3-8426-2956-1 (Print)
ISBN 978-3-8426-2957-8 (PDF)
ISBN 978-3-8426-2958-5 (EPUB)

Abbildungen:
Titelbild: Gettyimages - Judith Haeusler
Christian Manunzio: 5
Stock.adobe.com: drubig-photo: 6/7; bilderzwerg : 8, 10, 78, 84; matis75: 12;
missmimimina: 18/19; dusanpetkovic1: 22; Printemps: 26; sonyakamoz: 29; Farknot
Architect: 30; blackday: 33; Parilov: 35; pix4U 37; sebra: 40; creative_jen: 43; grki:
44; Pixel-Shot: 47; Halfpoint: 49; mraoraor: 50/51; Henning Riediger: 54, 56; Анна
Богатырева: 57; designua: 63; twystydigi: 88/89; Production Perig: 93; hjschneider:
96; igradesign: 118; rdnzl: 120; GreenArt: 127; unpict: 132
Christian Wyrwa: 98, 99, 100, 101, 103, 105, 107, 109, 111, 112, 113, 114, 115, 116, 117
Mama Otto: 134

Originalausgabe
© 2021 humboldt
Die Ratgebermarke der Schlüterschen Verlagsgesellschaft mbH & Co. KG
Hans-Böckler-Allee 7, 30173 Hannover
www.humboldt.de
www.schluetersche.de

Lektorat: Pepe Peschel, pepe die redaktion für gesundheit & medizin
Layout: Groothuis, Lohfert, Consorten, Hamburg
Covergestaltung: ZERO, München
Satz: Die Feder, Konzeption vor dem Druck GmbH, Wetzlar
Druck und Bindung: Gutenberg Beuys Feindruckerei GmbH, Langenhagen